直肠肿瘤影像诊断学

主　编　李爱银　李　伟

副主编　宋歌声　李盼盼　赵　强　王　艺

编　者　（以姓氏笔画为序）

　　　　王　艺　王　哲　李　伟　李厚颖　李盼盼　李爱银

　　　　杨　辉　吴　瑞　宋歌声　周静静　赵　强　洪　宇

　　　　贾玉萍　崔　晶

科学出版社

北　京

内 容 简 介

直肠疾病，特别是直肠肿瘤，是临床常见疾病，准确的诊断和评估对改善患者的预后和提高生存质量非常重要。《直肠肿瘤影像诊断学》以直肠肿瘤疾病为中心，以临床常见病例为基础，分为 5 章，分别为绪论、直肠影像学检查技术、直肠解剖及正常影像学表现、直肠恶性肿瘤、直肠良性肿瘤性病变，涵盖疾病分类、发病机制、临床和影像学检查诊断、鉴别诊断、肿瘤分期等内容，同时对相关疾病的研究热点和方向进行简介。

本书可作为腹部影像学诊断放射科医师及胃肠科临床医师的实用参考教材，帮助医师将所学理论知识转化为临床实践技能，丰富知识体系，以提高对直肠肿瘤疾病的认识和诊断水平。

图书在版编目（CIP）数据

直肠肿瘤影像诊断学/李爱银，李伟主编. —北京：科学出版社，2024.5
ISBN 978-7-03-077721-8

Ⅰ.①直… Ⅱ.①李… ②李… Ⅲ.①结肠疾病–肠肿瘤–影像诊断②直肠肿瘤–影像诊断 Ⅳ.① R735.304

中国国家版本馆 CIP 数据核字（2024）第 019837 号

责任编辑：周　园/责任校对：宁辉彩
责任印制：张　伟/封面设计：陈　敬

科学出版社 出版

北京东黄城根北街 16 号
邮政编码：100717
http://www.sciencep.com

北京中科印刷有限公司印刷
科学出版社发行　各地新华书店经销

*

2024 年 5 月第 一 版　开本：787×1092　1/16
2024 年 5 月第一次印刷　印张：10
字数：289 000

定价：88.00 元
（如有印装质量问题，我社负责调换）

前　言

　　《直肠肿瘤影像诊断学》是为从事腹部影像学诊断的放射科医师及胃肠科临床医师编写的一本实用教材，以提高放射科和胃肠科医师对直肠肿瘤相关影像学诊断和鉴别诊断水平为目的，帮助医师将所学理论知识转化为临床实践技能。在教材编写过程中，突出临床实用性和前沿创新性，同时特别注重以下几个方面。

　　1. 强化基础，重点突出　　以临床常见病例为基础，详细介绍直肠常见良恶性肿瘤的发病机制、影像学检查方法、成像基本原理、疾病的临床及影像特点，尤其对影像学诊断和鉴别诊断进行重点介绍，知识性和实用性相结合。

　　2. 聚焦性强，深度解析　　本教材以直肠肿瘤疾病为中心，详细介绍和解析每个病种，不过度追求知识的广度，重点关注疾病的深度，更注重影像学在实际临床工作中的指导性。同时注意重点问题提纲挈领、主次分明，语言简明扼要，提高了可读性。

　　3. 关注前沿，突出创新　　医学发展日新月异，直肠肿瘤疾病诊治和评估的知识也需要及时更新。本教材中引用较多最新诊疗指南的内容，目的是让读者关注知识更新的热点，及时应用到临床病例实践中，为患者提供准确的个性化诊疗。

　　4. 编排合理，实用性强　　在具体直肠肿瘤疾病的编写中，每章节应用相同的编排思路，从基础到临床，再到影像检查诊断及前沿，注重疾病的深入解析和拓展。同时教材中加入了大量临床病例图像，生动形象地展示病变的不同影像学表现，图文并茂，以提高读者的阅读兴趣。

　　本书是在直肠肿瘤疾病专业解读方面为数不多的教材，初次编写难免存在一些问题，有些观点也存在值得讨论的地方，希望读者在阅读本书过程中多提宝贵意见，我们将不断完善，共同为直肠肿瘤疾病的诊疗和评估尽微薄之力。

李爱银　李　伟

2023 年 6 月

目　　录

第1章 绪 论

直肠位于盆腔的后部，长10～15cm，约平第3骶椎平面与乙状结肠相接。直肠肿瘤是来源于直肠肠管的肿瘤，是胃肠道常见肿瘤，包括良性肿瘤和恶性肿瘤。近年来，随着人们饮食结构、生活方式及生活环境的改变，其发病率呈逐年上升的趋势，其中恶性肿瘤尤其是直肠癌发病率居高不下。2019年国家癌症中心癌症数据报告显示，中国结直肠癌总的发病人数位于癌症的第三位，其中直肠癌占较高的比例，已成为威胁人们健康和影响生活质量的疾病之一。

国内外目前关于直肠肿瘤影像诊断的书籍不多。一方面直肠肿瘤是相对小众化的疾病，专门从事直肠影像学诊断研究的医师较少，另一方面，大多数医师对于直肠肿瘤诊断的认识仍然停留在内镜的诊断方面，忽视了影像学诊断在直肠肿瘤诊断中的价值。而随着精准医学的快速发展，临床亚专业分组越来越精细化，大多数三级医院甚至部分二级医院已经成立结直肠外科，临床医师对专业化影像科医师的诊断需求越来越高。临床医师术前除了需要明确诊断外，更重要的是准确的影像学TNM分期，以便对患者进行准确的风险度分层，为患者提供精准的个性化诊疗方案。

随着大学课程越来越细化，本科生在临床实习和见习阶段需要更专业的辅助书籍来应对细分的临床亚专业。尤其对于胃肠道专业的研究生和住院规培医师而言，更需要专业的实用型影像书籍作为入门指导。同时，随着各家医院院内及院间远程多学科诊疗门诊的设立，影像科医师与临床医师的现场交流越来越密切，学科间知识的学习和积累越发重要。临床医师也亟需一本系统性、规范性直肠肿瘤影像书籍作为诊治的重要参考工具。

医学影像学近年来得到了快速发展，越来越先进的影像学技术应用于直肠肿瘤的诊断和评估，成为临床医师必不可少的检查手段。目前主要的检查技术包括常规X线检查、结肠镜检查、CT检查、磁共振成像（MRI）及超声内镜检查等。常规X线检查主要是指气钡灌肠造影检查，目前在临床应用相对较少，优点是能整体观察直肠的位置、形态，较好地观察较大病变的形态，为临床医师提供直观的影像学信息，但对病变的定性诊断有一定的局限性。传统结肠镜广泛应用于临床，应用该方法获取的病理标本的诊断结果被视为直肠肿瘤早期诊断的金标准。结肠镜筛查的普及降低了直肠癌的发生率，结肠镜检查不仅能够获取目标病理标本，还可以实现直肠息肉等病变的活检和切除术。CT检查利用相邻组织密度的差异成像，具有速度快、分辨率高的优势，可通过平面重建、虚拟现实等技术进行后期处理，较清楚地显示直肠病灶、淋巴结转移等情况，提高了直肠癌术前分期判断的准确率，但在原发性肿瘤早期评估中效果较差。MRI尤其是高清MRI是目前直肠病变的常用检查方法，也是指南推荐的首选影像学检查方法，它具有软组织分辨率高、无电离辐射、安全性高的特点，对原发性肿瘤的位置、形态、大小、边缘、内部信号特征、直肠系膜筋膜的侵犯程度、肠壁外血管是否侵犯、局部淋巴结是否转移等评估准确性高，对病人治疗方案的选择至关重要。超声内镜检查兼具胃肠道超声检查和内镜检查的功能，能够清晰显示肠腔内的病变、肠壁结构，对于息肉、腺瘤等病变诊断准确，对肿瘤的早期分期评估准确性好，但对于晚期肿瘤及淋巴结转移的诊断效果不佳。

本书详细介绍了直肠肿瘤检查的影像学技术特点，为临床医师选择合适的检查方法提供依据；对直肠的正常解剖、正常影像学表现及良恶性肿瘤的影像学表现进行了详细阐述，同时结合大量病例对直肠癌结构化报告进行了较为详细的解读，是一本供影像科和胃肠科医师学习的基础教材。

第2章 直肠影像学检查技术

第一节 影像学检查前准备

在直肠影像学检查技术中，无论选取哪种检查方法，检查前的准备工作对于成像都至关重要，可以直接决定检查的成败，甚至可能影响诊断结果，所以检查前的准备工作一定要做好。自然状态下，直肠壁呈皱缩状态（图2-1），并且会伴有生理蠕动，有时肠道内可能会有残留的粪便，这些都会对成像造成干扰，影响诊断结果。针对直肠的这些生理特点，一般采用药物减少肠道蠕动，引入扩充物使肠道充盈起来，以便在后续的图像采集中得到更加准确的图像。

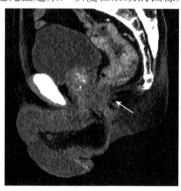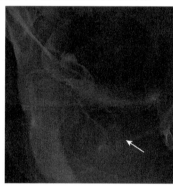

图2-1 自然状态下直肠图像

白色箭头示直肠呈皱缩状态

一、肠道准备

目前在常规 X 线检查前，肠道准备主要采用低纤维素饮食、服用硫酸镁或番泻叶等泄剂及大量饮水的综合方法。用这种方法，一般95%左右的受检者可达到肠道清洁。低纤维素饮食主要是指禁食含纤维素多的食物，如芹菜等。检查前一天晚饭后 1h 服用 60% 硫酸镁合剂 60ml，并适量饮水，在服药后的数小时内，每隔 20～30min 饮水 250ml 左右，使总饮水量达 1500～2000ml。在服用泻药后，绝大部分受检者均会出现多次腹泻，如受检者最后排出物已无粪便，而是呈水状，则肠道准备已符合清洁要求，可不必再做清洁灌肠。如受检者用药后腹泻次数很少，仍有较多粪便排出，则需加做清洁灌肠，但清洁灌肠后肠道内会存有较多的水分，立刻做双对比剂造影会稀释钡剂，导致涂布不良。

清洁灌肠对于 CT 和 MRI 检查并不会造成影响，同时残存液体还可以在一定程度上扩充肠道，提高显示效果，因此对于接受 CT 和 MRI 检查的受检者来说，可以不进行肠道准备，只在检查前进行清洁灌肠即可，这样可以减少肠道准备的时间，提高检查效率。对于直肠来说，由于其位置较低，肛门注射大剂量开塞露也可达到较好的灌肠效果。需要注意的是，检查前一周内做过胃肠道钡剂造影者，应待钡剂排空后再进行 CT 检查。对于 CT 检查，上机前受检者不排尿，保持膀胱处于充盈状态；而对于 MRI 检查，上机前尽量保持膀胱呈半充盈状态。

二、低张药物的应用

低张药物可以使肠道更好地舒张，有利于钡剂的涂布和肠壁黏膜细节的显示，同时可以减少功能性痉挛的出现，减轻受检者在灌肠过程中出现的不适感。对于 CT 和 MRI 检查，使用低张药物可以明显降低肠道的蠕动，减少成像过程中特别是 MRI 中图像运动伪影的产生，并且有利于管腔的扩张。目前临床应用最多的低张药物为山莨菪碱，属于抗胆碱药物，具有松弛平滑肌、解除胃肠道痉挛等功能。一般在检查前 30min 应用，肌内注射，每次用量为 10～20mg。用药前务必确认受检者有无青光眼及严重心脏病，注意山莨菪碱药物的相关禁忌证。

三、肠腔内对比剂的应用

在直肠 CT 或 MRI 检查中可以引入一定量的对比剂来扩张管腔。临床 CT 直肠检查中可选择的用于直肠管腔内的对比剂很多，如低密度的对比剂可以用空气，等密度的对比剂可以用生理盐水或超声耦合剂，高密度的对比剂可以用有机碘溶液等。使用等密度的对比剂灌肠后不但可以使肠道得到充分扩张，而且采集的图像无高密度对比剂引起的图像伪影，一般常用横断面的图像扫描；与等密度对比剂相比，应用等密度对比剂采集的图像可以和肠壁形成天然密度对比，更有利于三维重建与仿真内镜的进行；使用高密度对比剂有机碘溶液有利于脓肿、瘘管的显示。

临床 MRI 检查中，一般应用水或超声耦合剂，气体一般不作为直肠 MRI 检查扩充剂，因为其与组织交界处会产生磁化率伪影和化学位移伪影，对于 DWI 等序列成像影响较大，会产生严重的图像干扰。而水或超声耦合剂在扩张肠腔的同时还可以排除肠腔内的气体干扰，更有利于小病变的显示（图 2-2）。

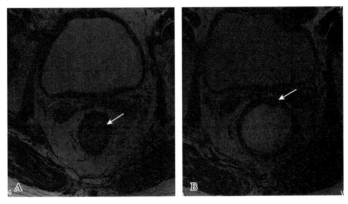

图 2-2　扩充剂对肠腔病变 MRI 的影响

A. 自然状态下病变显示不清（箭头所示）；B. 直肠充盈后，病变清晰显示（箭头所示）

第二节　X 线检查技术

一、成像原理与操作技术

（一）基本原理

在直肠病变的临床 X 线检查应用中，最常运用的是钡剂灌肠 X 线造影检查技术，其操作便捷、安全，在当今影像设备及诊断方法迅速发展的过程中，仍是一种具有较高诊断意义的检查方法，作为其他影像学检查方法的补充，不可或缺。

1. X 线透视成像过程　人体的组织或器官在密度、厚度等方面存在差异，对于 X 线的吸收衰减也各不相同，因此对 X 线的透射也不相同。当透过人体的 X 线投射到荧光屏时，可在荧光屏上形成明暗不同的由点构成的影像（图 2-3）。临床医师根据解剖学、病理学等医学知识，综合分析该影像，可判断出该组织器官的形态和功能，这就是 X 线透视成像。

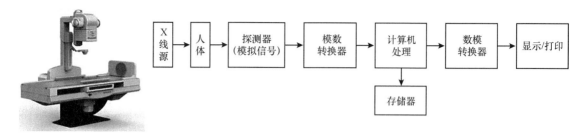

图 2-3　X 线透视的成像过程

2. 数字 X 线成像原理　无论是传统 X 线透视成像还是数字 X 线透视成像，它们应用的介质均是 X 线。X 线是由伦琴于 1895 年在一次阴极射线管实验时无意间发现的，广义上讲当高速行进的电子流被物质阻挡发生能量转换时即可产生 X 线。目前临床应用的 X 线球管主要由 X 线球管灯丝、阳极靶面、真空管套等组成（图 2-4），真空管内高速行进的电子流撞击钨靶时所产生的 X 线是一种波长很短的电磁波，具有穿透能力，在穿透过程中会产生一定程度的吸收即衰减，这就是 X 线成像的基础。

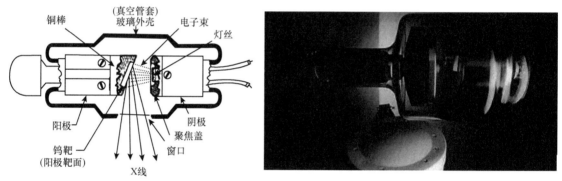

图 2-4　X 线球管结构图

当 X 线穿过人体组织时，由于组织的密度、形态、厚度存在一定差异，对 X 线的吸收衰减不同，透过人体的 X 线就会存在一定的强度差异形成 X 线对比，通过 X 线接收转换装置即可形成图像信息。

在数字 X 线摄影中应用的 X 线接收转换装置为平板探测器（flat panel detector，FPD），它是将 X 线影像信息直接转化为数字信号的技术。以直接转换型平板探测器为例，它主要由导电层、电介层、非晶 a-Se 层、顶层电极、集电矩阵层以及高压电源和输入输出电路组成（图 2-5），其中非晶 a-Se 为光电材料。

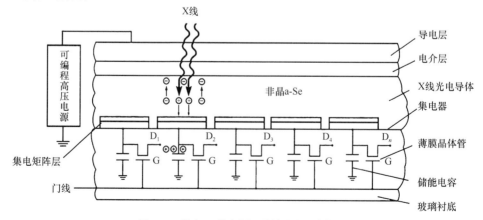

图 2-5　数字 X 线摄影平板探测器结构图

FPD 是直接将 X 线光子通过电子转换为数字图像。X 线透过人体后有不同程度的衰减，当作用于电子暗盒内的非晶 a-Se 层时，由于 X 线的强弱不同，a-Se 层光电导体按吸收 X 线能量的大小产生正负电荷对，顶层电极与集电矩阵间的高电压在 a-Se 层产生电场，使 X 线产生的正负电荷分离，正电荷移向集电矩阵储存于电容器内，矩阵电容器所储存的电荷与 X 线强度成正比。随后扫描控制器扫描电路，读取一个矩阵电容单元的电荷，将电信号转换为数字信号，数字图像数据在系统控制器内储存、处理，最后重建图像在显示器上显示。

（二）直肠透视操作技术

将灌肠筒置于操作台上，受检者取侧卧位，灌肠肛门管用甘油润滑后插入肛门。然后嘱受检者取仰卧位，透视下注入钡剂。在钡剂充盈直肠后即摄取直肠的正、侧位片；俯卧头低足高 15° 前后正位，显示直肠前壁为主；仰卧前后位，显示直肠后壁为主；仰卧左右前斜位摄影可减少肠曲间影像重叠。造影检查时间不宜过长，一般控制在 15～20min，否则钡剂中的水分被肠道吸收后可出现龟裂和钡剂絮凝的情况，从而产生伪影，影响小病灶的显示，干扰诊断。检查中应多体位、多角度进行观察，避免肠道间重叠干扰。

1. 对比剂配制　直肠双对比剂造影应用细而均匀的颗粒钡剂。粗细不均匀的颗粒钡剂因沉淀太快易引起凝聚，影响涂布和造影质量。造影剂配制浓度见表 2-1。

表 2-1　不同类型造影所需钡剂浓度

造影类型	钡剂浓度
双对比剂造影	70%～80%
单对比剂造影	40%
稀钡灌肠	15%～20%

2. 传统的单对比剂钡灌肠检查　造影前准备 40% 浓度的钡浆 800～1000ml，造影时在透视下用灌肠袋经肛管注入钡浆，使直肠及乙状结肠部分充盈。为详细观察直肠情况，可在仰卧左后斜位下，拍摄直肠充盈相点片；再转至侧卧位，摄取包括骶骨、直肠后间隙和全直肠在内的点片。

3. 直肠双对比剂钡灌肠检查　通常对直肠进行双对比检查，可通过结肠检查来完成。此方法只需要在直肠和乙状结肠中充盈钡剂，可避免盆腔内其他肠道显影及重叠干扰。以 15%～20% 钡液经肛管灌入直肠内，在受检者仰卧位透视下（可辅以适度加压）摄取点片。检查依靠稀钡的透过作用及轻度的加压，可获得较好的直肠充盈图像。

4. 直肠碘水造影检查　直肠碘水造影参考结肠碘水造影检查，可用于肠梗阻、肠道手术后疑有肠瘘等，以及不宜使用钡剂造影检查的受检者，以了解梗阻的部位、吻合口的情况等。直肠碘水造影检查经肛管或肠造瘘口注入碘水对比剂。直肠造瘘口碘水造影检查采用 30% 泛影葡胺 100ml 左右经肛管或瘘口注入，在透视下观察并摄片（图 2-6）。

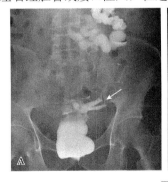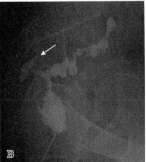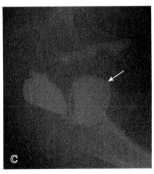

图 2-6　直肠碘水造影检查影像

A、B. 直肠术后吻合口瘘，箭头示漏出于肠腔外的碘剂；C. 直肠膀胱瘘，经肛管注入对比剂进入膀胱内，导致膀胱显影（箭头所示）

二、临床应用与局限性

实际临床中，直肠X线造影检查常与结肠钡剂检查同时进行，但当对直肠术后吻合口进行评价时，可进行单独的钡剂X线检查或碘对比剂检查。对于较大的占位性病变，直肠钡剂X线检查可以清晰显示病变的整体结构与肠道的空间位置及形态。

X线检查临床应用中的局限性也很明显，步骤相对烦琐，阳性率偏低，很多年轻医师不能熟练掌握检查流程，同时X线检查无法对较小的直肠病变进行筛查，容易漏诊而引发医疗纠纷。目前绝大部分直肠占位性病变检查被CT及MRI检查取代。CT和MRI检查在诊断病变的同时，能够准确地评估病变的分期及周围组织侵犯情况，可为临床提供更为详细的信息。

第三节　CT检查技术

一、成像原理与扫描条件

（一）成像原理

CT是医学影像领域率先应用数字化成像的，CT成像技术原理与普通X线透视摄影的相同之处是利用相同的X线作为成像介质，不同之处在于X线的检测接收及图像数据的重建方式不同。

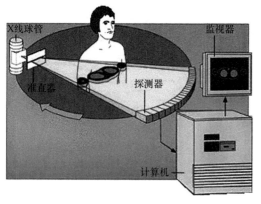

图2-7　CT成像过程

1. CT成像的基本过程　X线球管产生的X线经过准直器形成直线束（多层螺旋CT为锥形线束），用于穿透人体被检层面。经过人体层面后，衰减的X线束被探测器接收，探测器将含有人体信息的衰减后X线转变为相应的电信号，再通过模数转换器转变为数字信号，由计算机处理系统处理得到最后的CT图像（图2-7）。

2. CT成像的基本原理　CT成像和数据采集是通过从不同方向检测透过被成像物体射线的空间分布量并应用采集的数据计算无重叠的断层图像。CT成像过程中，探测器会采集透过被照体及未透过被照体的所有射线衰减强度，用于计算每一条射线衰减值。

当X线穿过一个密度均匀厚度为 l 的物体时（图2-8），其X线衰减值的物理关系可表示为 $I = I_0 e^{-\mu l}$。在X线穿过人体组织时，由于人体的组织器官是由多种不同的物质成分和密度构成的，所以各个点对X线的衰减吸收系数是不同的，于是可以用以下数学模型来表示X线透过人体不同组织器官的衰减强度变化，使每一个体素（L）足够小且每个体素密度均匀（图2-9），当射线透过第一个体素时，$I_1 = I_0 e^{-\mu_1}$；当射线穿过第一个体素进入第二个体素时，I_1 就成为第二个体素的入射X线的强度，$I_2 = I_1 e^{-\mu_2}$，根据公式代入可得 $I_2 = I_0 e^{-(\mu_1 + \mu_2)}$，最后，X线穿过第 n 个体素的强度为

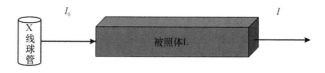

图2-8　CT成像原理图

X线以强度 I_0 射入物体L，以 I 的强度射出

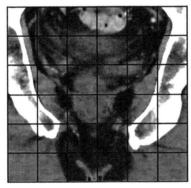

图 2-9　X 线穿过人体组织的数学模型

物体的每个小单元对 X 线的衰减系数分别用 μ 来表示

$I_n = I_0 e^{-(\mu_1 + \mu_2 + \cdots + \mu_n)}$。将 X 线强度公式进行对数转变即可得到关于各个体素衰减吸收系数与 X 线强度的关系公式：$\mu_1 + \mu_2 + \cdots + \mu_n = -\ln \dfrac{I}{I_0}$。由此可知，如果知道入射 X 线强度 I_0 及穿过受检者的 X 线强度 I，就可以计算出沿着 X 线通过路径上的衰减吸收系数之和 $\mu_1 + \mu_2 + \cdots + \mu_n$。

　　由于一幅 CT 图像是由若干个体素组成的，所以需要求出每一个体素的衰减吸收系数 μ 的值（图 2-10），每一条 X 线路径上的衰减吸收系数之和是计算出来的，只需要获得 n 个或者 n 个以上路径的 X 线衰减吸收系数，通过建立独立方程即可解出每一个体素的衰减吸收系数 μ，因此，CT 设备要从不同方向进行多次曝光采集足够的数据，求解衰减吸收系数 μ。

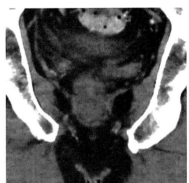

图 2-10　CT 图像重建

每幅图像是由若干个体素组成的

　　当取得每一个体素的衰减吸收系数 μ 后，通过公式 $\text{CT 值} = \dfrac{\mu_n - \mu_w}{\mu_w} \times K$ 计算，可求得每一个体素的 CT 值，计算机根据不同的 CT 值赋予不同的灰度，就得到一幅 CT 图像。

　　3. 能量 CT 成像原理　能量 CT 是在普通 CT 技术基础上发展而来的，通过能量 CT 扫描处理可以得到单一能量的 X 线光子照射物体所产生的图像，相较于传统 CT 混合能量 X 线所得的图像，能量 CT 所得到的图像可以更加精确地反映人体组织或器官的 X 线衰减系数，为肿瘤定性鉴别提供可靠数据。

　　目前，能量 CT 主要有双能量成像和能谱成像两大类。①CT 双能量成像：在 CT 机架中内嵌两套 X 线球管和探测器，两个 X 线球管呈一定角度排列（图 2-11），成像时两个 X 线球管同时产生 X 线，一个 X 线球管产生高管电压的 X 线，另一个 X 线球管产生低管电压的 X 线，两套系统分别独立采集数据信息，

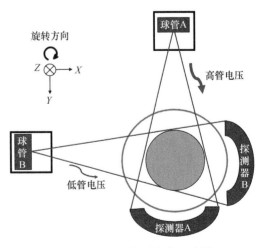

图 2-11　CT 双能量成像示意图

机架中两套 X 线球管和探测器

并在图像数据空间匹配，进行双能量减影分析获得双能量数据，利用不同物质在高、低管电压扫描下 X 线衰减值变化斜率的不同，将这两种物质分离，这就是双能量 CT 扫描最基本的物理基础（图 2-12）。②CT 能谱成像，是指通过单 X 线球管高低管电压双能量（140kVp 和 80kVp）的瞬时切换（<0.5ms 能量时间分辨率）获得时空上匹配的双能量数据，在原始数据空间实现能谱解析（图 2-13）。由于能谱成像中高低电压的快速切换所获得的不同能量的吸收投影数据具有很好的一致性，能够把数据空间的吸收投影数据转化成物质密度投影数据从而用于物质的组成分析（图 2-14）。

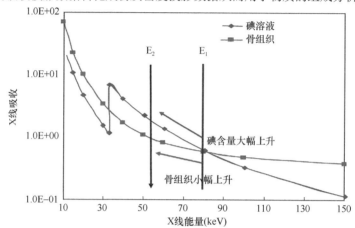

图 2-12　双能量 CT 物质分离

不同物质在高、低千伏扫描下衰减变化斜率不同；E_1、E_2 分别为高、低两种能量

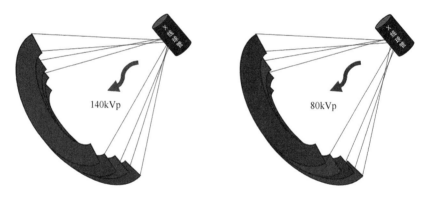

图 2-13　CT 能谱成像示意图

高低能量瞬间切换完成层面采集

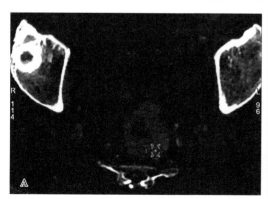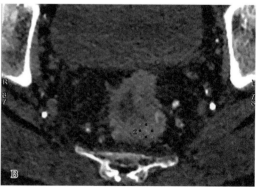

图 2-14　CT 能谱成像强化后检查图

A. 碘基图；B. 水基图

4. CT 的扫描方式和采集方法　目前，临床基本已经普及了多层螺旋 CT（multislice spiral CT，MSCT），它由第三代 CT 扫描方式发展而来。扫描装置由一个可发出张角 45°～60° 扇形束的 X 线球管和具有 600～1000 个探测单元的单排探测器组成（图 2-15）。宽扇形束可覆盖整个受检体且探测器排列成紧密的圆弧形，球管和探测器旋转 1 周即可获得一层图像，不需要再进行平移。在此基础上，探测器的排数增加，X 线球管旋转 1 周产生的不再是扇形束而是匹配宽体探测器的锥形线束，可产生人体多个层面的图像，实现容积扫描（图 2-16）。

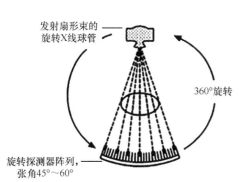

图 2-15　第三代 CT 扫描示意图

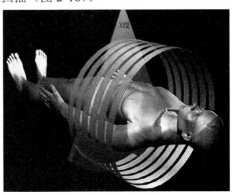

图 2-16　容积扫描示意图

多层螺旋 CT 扫描速度更快，目前业内最高速度可达每圈 0.27s，X 线球管旋转 1 周可获得几百层的数据图像信息。图像的空间分辨力提高，从而提高了对小病灶的检出率。

（二）扫描条件

直肠解剖结构和位置固定，常规仰卧位可采集直肠横断面图像。如有临床需要，在应用 MSCT 采集完横断面直肠图像后，可以用获得的薄层横断面图像（层厚 1mm）进行冠状面、矢状面图像重建，有利于纵向显示解剖结构、病变与周围的毗邻关系，与横断面图像相结合，能提高对病变轮廓及范围的观察，使得直肠细微结构显示得更加精准，更直接地显示直肠及周围病变情况，更加准确地对病变进行定位（图 2-17）。

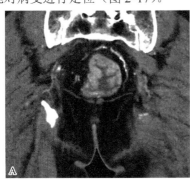
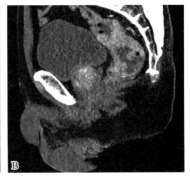

图 2-17　强化后薄层横断面冠状位（A）、矢状位（B）重建图像

直肠增强扫描配合高压注射器快速团注，可获得动脉期、静脉期及平衡期多期扫描图像，这对直肠肿瘤病变的诊断极为重要，可提高病变的检出率，帮助肿瘤定性及鉴别良、恶性。使用非离子碘对比剂（300mg/ml），1.5ml/kg 左右的对比剂用量，经肘前静脉快速团注，注射速度为 2～3ml/s。延迟 25s 左右进行动脉期采集，肠壁肌层延迟 60～80s；对肠系膜动脉进行检查时，使用非离子碘对比剂（350mg/ml），注射速度为 4～5ml/s，对比剂用量 80～100ml，采用自动触发方式，监测腹主动脉，采集后的动脉期图像数据，可以后处理重建出肠系膜动脉图像，为外科开展直肠

占位手术提供影像学帮助（图2-18）。

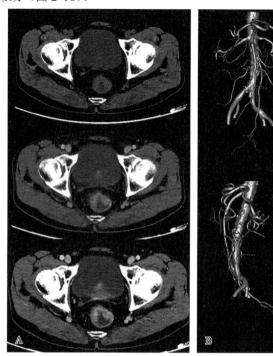

普通增强扫描参数

管电压	120～140kV	管电流	200～280mA	螺距	1.75∶1
扫描层厚	3～5mm	层间隔	3～5mm	扫描范围	30～40cm
转速	0.5～0.8s				

CT 血管造影扫描参数

管电压	120～140kV	管电流	250～300mA	螺距	1.375∶1
扫描层厚	1.0～2.5mm	层间隔	1.0～2.5mm	扫描范围	30～45cm
转速	0.5～0.8s	重建算法	标准		

图 2-18　直肠 CT 增强扫描及扫描参数

A. 由上到下常规平扫及动静脉期直肠占位的显示；B. 容积重建处理后肠系膜上、下动脉

（三）直肠 CT 能谱成像

CT 机产生的 X 线是一个连续的混合能量射线，虽然在成像时已经经过严格的滤过，但穿过人体组织的 X 线低能部分被组织吸收后，高能 X 线的平均能量会相对增加，造成组织 CT 值的漂移，也是因为 CT 值是一个相对值，所以常规 CT 无法提供可靠的组织病理学信息。CT 能谱成像技术能够根据 X 线在组织中的衰减吸收系数转变为相应的图像，有利于特异性组织的鉴别。

CT 能谱成像技术可以获得单一能量的 X 线图像即单能图像，随着能量 keV 的调节，出现不同性质的图像，高、低能量的图像会为诊断带来不同的信息。直肠占位性病变应用能谱 CT 增强扫描后，采集的图像可以进一步处理得到显示 CT 值分布的直方图，显示对比剂在直肠肿瘤处碘灌注情况的散点图，测量组织在不同 keV 下衰减的曲线图、有效原子序数等（图2-19）。

通过对能谱数据的处理，可以对直肠占位性病变进行定量、定性及转移病变同源性的分析，为临床诊断提供更丰富的 CT 影像数据。

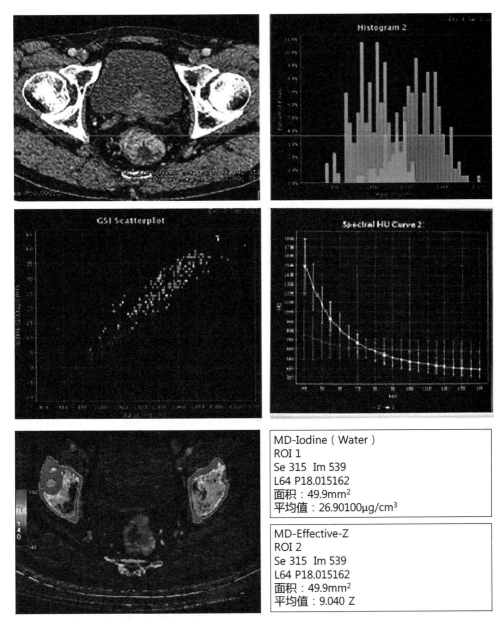

图 2-19　直肠占位性病变处理后的 CT 能谱图像数据

（四）图像处理

多层螺旋 CT 可将采集的断层数据进行容积成像，可实现多层面重组、最大密度投影、容积重建等多种三维重建技术。不但方便获取多方位图像，还能更好地对直肠及周围病变进行空间定位，有利于临床进行肿瘤定性、分级及指导外科手术。

二、临床应用与局限性

直肠 CT 检查的突出优势是具有较高的密度分辨率，更易于检查直肠占位等病变，强化后能够较早地发现小病变和较准确地显示病变范围。随着 CT 的排数不断提高及能量 CT 的相继应用，CT 在直肠占位的临床诊断方面应用不断扩大。主要体现在：可显示直肠内较小而隐蔽的病灶，评估直肠肿瘤与周围组织的关系，判断有无肿大的局部淋巴结转移，其他脏器有无浸润转移，进而对直肠癌进行分期。应用能量 CT 还可以对肿瘤性质进行鉴别诊断。

直肠 CT 的局限性体现在：CT 检查的成像介质还是 X 线，检查具有一定的辐射；软组织分辨力与 MRI 检查相比较低，无法更清晰地显示直肠解剖结构、层次；与 MRI 多参数成像特点相比，CT 提供的影像学信息相对较少，对肿瘤分期评估的可靠性不如 MRI。

第四节　磁共振成像检查技术

一、成像原理与扫描条件

（一）成像原理

1. 磁共振成像的物理基础　任何磁性原子都具有按照一定的频率绕自身轴进行高速旋转的特性，此特性称为自旋。由于原子核带有正电荷，磁性原子核的自旋就形成电流环路，产生具有一定大小和方向的磁化矢量。我们一般把这种由带正电荷的原子核自旋产生的磁场称为核磁（图 2-20）。用于人体成像的原子核为质子（^1H），其结构简单且在人体中含量最多，是人体组织磁共振信号的主要来源。

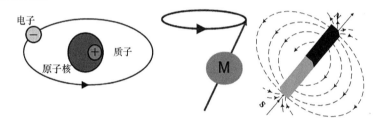

图 2-20　原子由带正电荷的原子核和带负电荷的核外电子组成

人体所含质子不计其数，且每个质子自旋均能产生一个小磁场，由于这些小磁场的排列处于杂乱无章的状态，使每个质子产生的磁化矢量相互抵消，因此人体在自然情况下并无磁性，无宏观磁化矢量产生。而当有外加磁场作用到人体时，在磁场的作用下，体内质子产生的小磁场就会有规律地排列（图 2-21），使人体产生一个与主磁体方向一致的宏观磁化矢量。

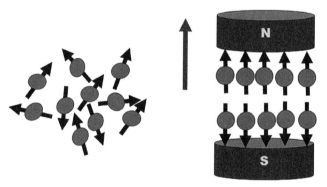

图 2-21　在外加磁场的作用下杂乱无章的质子呈有规律的排列

质子的宏观磁化矢量并非完全与主磁场相同或平行，而是与主磁场的方向有一定角度（图 2-22）。处于主磁场的自旋质子始终环绕主磁场轴线进行旋转摆动，该运动方式被称为进动。

质子自旋产生的小磁场与外加主磁场相互作用产生进动现象，由于进动的存在，可将在主磁场中的质子自旋所产生宏观磁化矢量分解为两部分，一个是方向恒定的纵向磁化矢量；另一个是以主磁场方向为轴心即 Z 轴为轴心，在 X、Y 平面旋转的横向磁化矢量（图 2-23）。

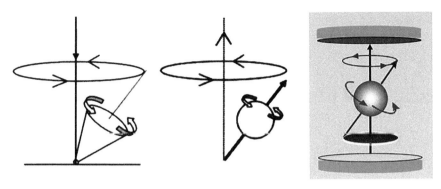

图 2-22　自旋质子围绕主磁场进行旋转摆动

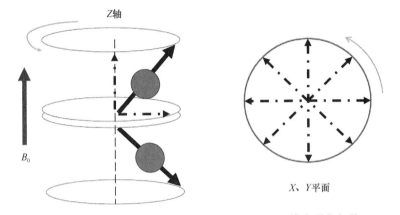

图 2-23　宏观磁化矢量可分解为纵向磁化矢量和横向磁化矢量

2. 磁共振现象　共振是广泛存在于自然界的物理学现象。物理学中共振的定义是能量从一个振动着的物体传递到另一个物体，而后者以前者相同的频率振动。共振的条件是二者的振动频率相同，而实质上是二者间有能量传递。

如果给位于主磁场中的人体组织施加射频脉冲，其频率与质子进动频率相同，射频脉冲的能量就能传递给处于低能级的质子，使之获得能量跃迁至高能级，这种现象就是磁共振现象。比如，当射频脉冲的能量正好是宏观纵向磁化矢量偏转 90° 时，该脉冲被称为 90° 脉冲；当射频脉冲的能量正好是宏观纵向磁化矢量偏转 180° 时，该脉冲被称为 180° 脉冲（图 2-24）。

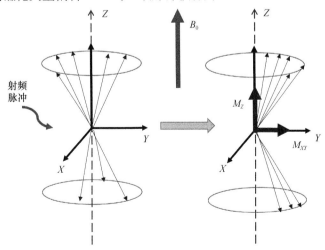

图 2-24　施加射频脉冲后宏观纵向磁化矢量翻转

3. 核磁弛豫及共振信号的产生 磁共振的接收线圈仅能接收转换的横向磁化矢量，故在磁共振成像中必须有宏观的横向磁化矢量产生。在各种角度的射频脉冲中，90°射频脉冲产生的宏观磁化矢量最大，当90°脉冲关闭后，组织的宏观磁化矢量会逐渐回归到平衡状态，该过程被称为弛豫。磁共振的弛豫可分解为两个相对独立的部分：横向磁化矢量逐渐减小至消失，称为横向弛豫；纵向磁化矢量逐渐恢复直至最大，称为纵向弛豫。在弛豫的过程中，打开射频接收线圈设备就可以接收到组织的磁共振信号。临床应用中的不同磁共振扫描序列是通过不同的脉冲组合得到的（图2-25，图2-26），有利于实现更快的采集速度或更加清晰的图像等。

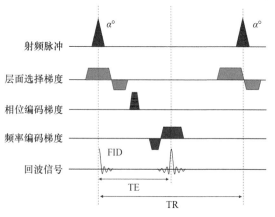

图 2-25　小角度（α°）激发脉冲的梯度回波序列
FID. 自由感应衰减；TR. 重复时间；TE. 回波时间

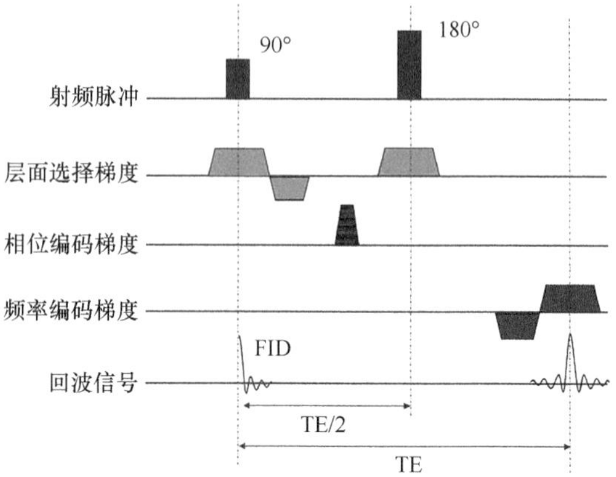

图 2-26　90°～180° 脉冲组合的自旋回波序列
FID. 自由感应衰减；TE. 回波时间

　　在磁共振扫描图像时，为了更突出显示某种组织特性或组织间的差别，就要调整成像参数使图像更加突出地反映组织某一面特性，而尽量抑制组织其他特性对信号的影响，这就被称为"加权"图像。直肠磁共振扫描时，由于直肠管腔及周围脂肪组织天然对比的存在，一般采用常规 T_2 加权像来突出直肠组织及病变组织（图2-27）。

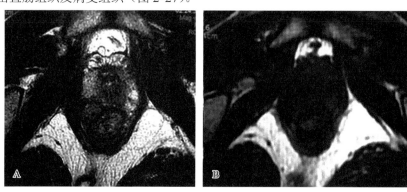

图 2-27　MRI 轴位图像
A. T_2WI 直肠横轴位图；B. T_1WI 直肠横轴位图

（二）扫描条件

1. 扫描技术和序列 直肠 MRI 应与肠镜检查、直肠内超声检查间隔一段时间进行，防止肠管激惹。常规肠道准备，引入或者不引入肠道扩张剂。可选择检查前30min肌内注射山莨菪碱10～20mg，但注射前需要确认受检者无禁忌证。

　　临床上 1.5T 和 3.0T 机器均可进行直肠 MRI 检查，推荐使用 3.0T 机器，可得到更高信噪比和空间分辨力的图像。受检者体位一般采用平卧位，脚先进，双手上举，线圈中心定位于两侧髂前上棘连线水平。为减弱呼吸运动伪影，可用腹带适度捆绑，减小呼吸运动对盆腔扫描的影响。MRI 图像质量与使用线圈相关，应尽可能使用通道数多的相控阵线圈。检查前应告知 MRI 的注意事项及判断受检者是否可行 MRI 检查。

2. 直肠 MRI 常用脉冲序列　直肠癌 MRI 推荐扫描序列及其临床应用意义见表 2-2 和表 2-3。

表 2-2　直肠癌 MRI 推荐扫描序列及临床意义

序列名称	扫描定位方法	扫描序列	序列意义
T_2WI	矢状面	翻转恢复快速自旋回波序列	明确直肠病变范围，观察病变与直肠环及腹膜反折关系
高分辨 T_2WI	横断面，覆盖全直肠	翻转恢复快速自旋回波序列	观察病变与腹膜反折、直肠系膜筋膜的关系，评价淋巴结
高分辨 T_2WI	斜横断面，垂直于肿瘤所在肠壁基底部	翻转恢复快速自旋回波序列	评价肿瘤 T 分期，观察病变与 MRF 的关系
高分辨 T_2WI	冠状面，大范围	可变聚焦角三维快速自旋回波序列	观察病变与肛直肠环的关系，评价淋巴结
T_1WI	横断面	三维容积内插快速梯度回波序列	观察有无出血，是否含有脂肪，有无骨转移
多 b 值 DWI	横断面	体素内不相干运动（IVIM）	检查病变及判定疗效
动态增强 T_1WI	横断面	三维容积内插快速梯度回波序列	观察病变范围及疗效评估
增强 T_1WI	矢状面	三维容积内插快速梯度回波序列	多方位观察评估
增强 T_1WI	冠状面	三维容积内插快速梯度回波序列	多方位观察评估

注：根据 MRI 设备场强及性能不同，扫描序列及参数会有差异。

表 2-3　直肠癌推荐 MRI 序列的成像参数

序列	扫描方位	TR（ms）	TE（ms）	FOV（cm×cm）	层厚/间距（mm）	矩阵
定位像 SSFSE	三平面	Min	60	40×40	10/1	288×160
TSE /FSE T_2WI	矢状面	3000	110	26×26	4/1	≥288×288
TSE /FSE T_2WI	横断面	4200	120	22×22	3/0.5	320×280
TSE /FSE T_2WI	冠状面	4500	110	26×26	4/1	≥288×288
3D Dixon	垂直于肿瘤所在肠壁基底部	Min	Min	26×26	3/−1.5	260×224
3D Dixon	矢状面	Min	Min	26×26	3/−1.5	260×200
3D Dixon	冠状面	Min	Min	26×26	3/−1.5	260×224
DWI-EPI	横断面	6000	64	22×22	4/0.4	128×128

注：根据 MRI 设备场强及性能不同，扫描序列及参数会有差异。

（1）定位像：扫描视野大，采集速度快，图像解剖信息清晰可满足定位。矢状面定位像设定为 5～7 层，横断面和冠状面设定为 1 层。

（2）矢状面 T_2WI：在冠状面定位图像上设置定位线，在矢状面定位图像上调整定位框上下位置。扫描视野：下缘包括臀部最下缘，上缘包括 L_4、L_5 椎间隙。调整定位框前后位置，使器官结构居中（图 2-28）。

（3）横断面 T_2WI：在矢状面 T_2WI 上设置定位线。上缘在 L_5、S_1 椎间隙水平，下缘包括肛门。在横断面定位图像上调整定位框，使其位于人体结构中心（图 2-29）。

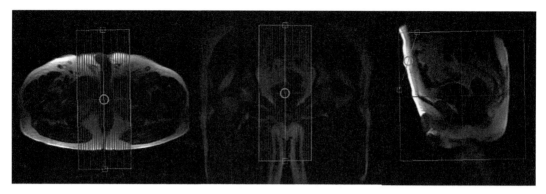

图 2-28 直肠矢状面定位图

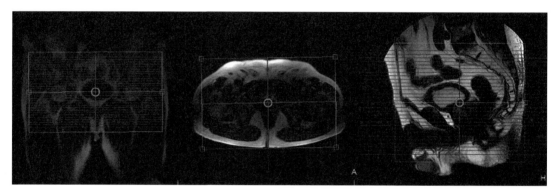

图 2-29 直肠横断面定位图

（4）斜横断面 T_2WI：在矢状面 T_2WI 上定位。找到肿瘤所在区域以病变区域直肠长轴为轴，垂直扫描切线位（图 2-30）。在横断面定位图像上调整定位框，使其位于人体结构中心。

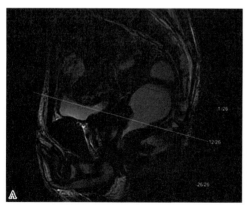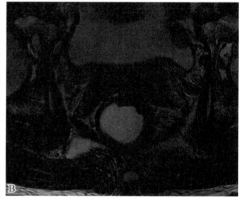

图 2-30 斜横断面 T_2WI 垂直于直肠长轴定位

A. 矢状面；B. 斜横断面

（5）横断面 DWI：复制横断面 T_2WI 的扫描范围，但不复制扫描层厚和扫描视野。

（6）冠状面 T_2WI：在矢状面 T_2WI 上定位。扫描范围覆盖全盆腔，上下中心点为骶骨末端或直肠上段或髋臼顶中心。在冠状面定位图像上调整定位框，使其位于人体结构中心（图 2-31）。

（7）横断面 T_1WI：复制横断面 T_2WI 的定位范围。常规采用 Dixon 技术三维梯度回波序列扫描，优点是扫描速度快，图像质量好，同时可以获得脂肪抑制、水抑制、常规同相位、反相位 4 组图像，采用屏气扫描方法。

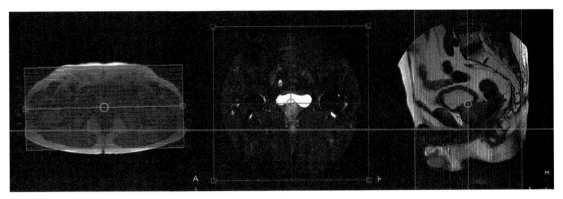

图 2-31　直肠冠状面定位图

二、临床应用与局限性

MRI 是直肠癌术前的首选影像学检查方法，主要用于明确肿瘤位置、TN 分期、直肠系膜筋膜状态及制订治疗方案等。MRI 由于其多参数、多序列、多方位成像和软组织分辨力高的特点，目前是无创进行直肠检查及直肠癌局部分期的最佳方法。在图 2-32 中，展示了直肠肿瘤 MRI 检查在矢状位、横轴位、冠状位三个空间层面上采集的 T_2WI 图像，可以很清晰地显示肿瘤病变在直肠的位置及范围。图 2-33 中，b 值 1000 的 DWI 图像中的高信号区域，可以很好地发现病变，更突出地显示病变范围。在图 2-34 中，利用高分辨率 T_2WI，可以清晰地显示出直肠管壁的黏膜层、黏膜下层、肌层，以及病变对直肠管壁的浸润范围。

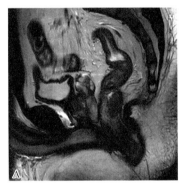
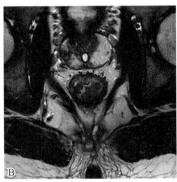
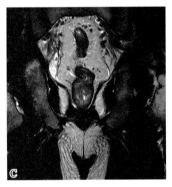

图 2-32　MRI 多方位成像，矢状位（A）、横轴位（B）、冠状位（C）T_2WI 图像

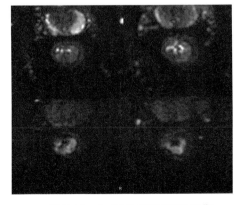
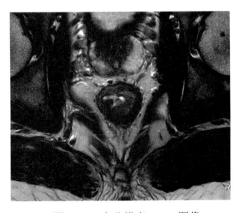

图 2-33　b=1000 直肠 DWI 图像　　　　图 2-34　高分辨率 T_2WI 图像

临床确诊直肠癌以后，治疗前进行 MRI 扫描可以确定直肠癌的分期，为制订治疗方案提供可靠的依据；治疗后随访进行 MRI 扫描可以进行病变评估，及时调整治疗方案。

MRI 在直肠检查中也存在一些不足。首先，受检者体内有铁磁性置入物、心脏起搏器或为早期妊娠、幽闭恐惧症者，是不能进行 MRI 检查的；其次，如果检查前准备工作没有做好（如未做好肠道准备，没有去除检查部位周围衣扣、拉链等物品），图像会产生不同类型的伪影，且有时伪影是无法消除的，这就给图像诊断带来了一些困难。

第五节 超声内镜检查术

一、成像原理与扫描条件

（一）成像原理

超声波探测技术可以分为两大类，即基于回波扫描的超声探测技术和基于多普勒效应的超声探测技术。基于回波扫描的超声探测技术主要用于检测解剖学范畴，了解器官的组织形态学方面的状况和变化。基于多普勒效应的超声探测技术主要用于了解组织器官的功能状况和血流动力学方面的生理病理状况，如观测血流状态、心脏的运动状况和血管是否栓塞等方面。

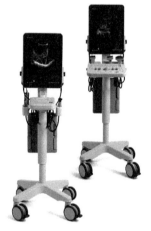

图 2-35 超声波诊断仪

临床中超声波诊断仪（图 2-35）可分为 A 型超声波诊断仪、M 型超声波诊断仪、B 型超声波诊断仪、超声多普勒血流仪等。

在超声内镜检查中，利用超声的二维断面显示、灰阶实时直观显示的特点，对直肠腔内黏膜形态结构的显示应用最多的是 B 型超声。在其工作时，探头向人体发射一组超声波，按一定的方向进行扫描。根据探头监测其回声的延迟时间、强弱就可以判断脏器的距离及性质，经过电子电路和计算机的处理，形成超声图像。探头（图 2-36）是超声的关键部件，内部有一组超声换能器，是由一组具有压电效应的特殊晶体构成的。压电晶体具有特殊的性质，即在晶体特定方向上施加电压晶体会发生形变，反过来当晶体发生形变时，对应的方向上就会产生电压，通过此装置可以实现电信号与超声波信号的转换。

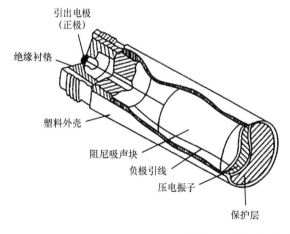

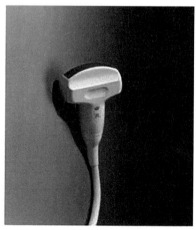

图 2-36 超声探头结构

工作过程：当探头获得激励脉冲时产生并发射超声波，经过一段延迟后再由探头接收反射的回声信号，探头接收到回声信号后，进行滤波处理及信号放大处理。然后经数字扫描变换器（DSC）转换为数字信号，在 CPU 的控制下进一步进行图像处理。最终将由不同灰阶的像素点所构成的图像显示在显示器上（图 2-37）。

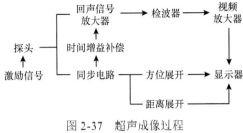

图 2-37　超声成像过程

（二）操作技术

超声内镜检查时受检者一般取左侧卧位，检查中也可根据需要改变受检者体位。操作者将超声内镜探头插入至直肠肿瘤处，因检查尽量在水中进行，要经主水管向探头外水囊内注入水 3～5ml，使水囊壁与直肠壁接触，以更好地显示直肠壁的层次和壁外侧相应的组织器官结构等。若肠壁显示层次不理想，可以调整水囊内的水量，可由内镜注水孔注入脱气水 100～200ml，使病变完全浸入水中后再进行扫描。

二、临床应用与局限性

临床超声在消化道疾病诊治中应用的技术称为超声内镜检查术（endoscopic ultrasonography，EUS），它是将微型高频超声探头安置在内镜顶端（图 2-38），待内镜插入管腔后，一边通过内镜直接观察腔内黏膜表面的形态结构和病变，一边进行实时超声扫描，以获得管壁层次结构、病变起源和浸润范围，以及周围邻近器官组织结构及其病变的超声图像（图 2-39）。

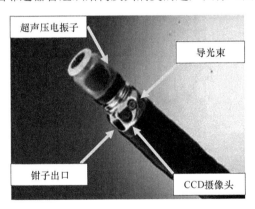

图 2-38　超声内镜探头（CCD，电荷耦合器件）

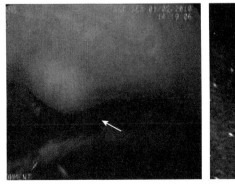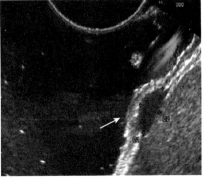

图 2-39　内镜与超声图像

借助 EUS，可以对真、假性直肠黏膜下隆起病变进行鉴别；对直肠癌变的浸润深度、范围等指标进行判定，还可以对周边邻近的转移性病变及淋巴结进行探查，对肿瘤的良恶性做出初步判断；对直肠肿瘤复发和放、化疗效果进行评价。其探头对病变及周围组织的扫描，对内镜黏膜切除术实施的准确性及术前病灶浸润情况分析具有重要的临床意义。

由于 EUS 是结合内镜进行诊疗的，也有与内镜检查相同的禁忌证，且其检查时长也比单一进行内镜检查要长。对于有下消化道出血、胃肠道穿孔的受检者，不建议进行此检查，并且还要注意在操作过程中避免出现器械损伤等并发症。

第3章 直肠解剖及正常影像学表现

第一节 直肠位置、分段

一、直肠的位置

直肠（rectum）是位于盆腔下部的一段消化管，长 10～14cm。直肠上端约平第 3 骶椎（S$_3$）处与乙状结肠续接，矢状位上直肠位于盆腔的后部，沿骶骨、尾骨前面下行，至尾骨平面穿过盆膈移行于肛管（图 3-1）。直肠上端为直肠乙状部，即乙状结肠下端 2～3cm 的一段，二者之间无明确分界线，为乙状结肠与直肠的过渡区，此处的乙状结肠系膜消失，无结肠袋，亦无结肠带与肠脂垂，肠腔变狭小，是整个大肠管径最狭窄处。直肠下端扩大的部分为直肠壶腹（ampulla of rectum），管腔直径为 5～11cm，是暂存粪便的部位。

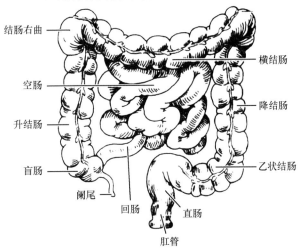

图 3-1 直肠位置示意图

二、直肠的肌层

直肠的平滑肌分为外层纵肌与内层环肌（图 3-2）。

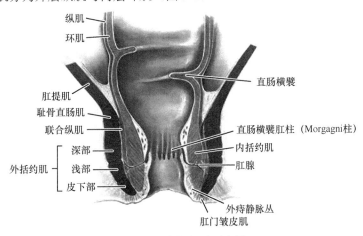

图 3-2 直肠肌层示意图

（一）直肠纵肌

在乙状结肠与直肠交界处之上数厘米，结肠带相融合，形成宽大的前、后肌带，两条肌带继而相融合形成外层纵肌，并贯穿全段直肠。直肠壶腹处，直肠纵肌下端与肛提肌和内、外括约肌相连，直肠前壁处若干纵行肌纤维穿出后止于尿道处的直肠尿道肌及会阴体。

（二）直肠环肌

直肠的内层环肌在直肠下端增厚，形成肛管内括约肌，其属于不随意肌，受自主神经的支配，主要功能为维持直肠静息压和保持肛管处于闭锁状态，可协助排便，不具有括约肛门的功能。

三、直肠的弯曲

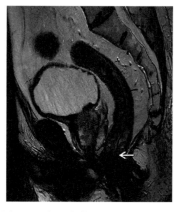

图 3-3　直肠弯曲矢状位 T_2WI 图像

显示直肠弯曲：直肠骶曲（黑箭），直肠会阴曲（白箭）

直肠走行不直，存在以下生理性弯曲。

1. 在矢状面上，直肠有两个明显的弯曲，上部的弯曲凸向后，由直肠上段沿着骶尾骨的盆面下降形成，与骶骨曲度一致，称骶曲（sacral flexure），距肛门 7～9cm；下部的弯曲凸向前，由直肠末段向前绕过尾骨尖，转向后下方形成，称会阴曲（perineal flexure），距肛门 3～5cm（图 3-3）。

2. 在冠状面上，直肠有 3 个弯曲，可凸向左、右方及侧方，但并不恒定。一般中间的弯曲较大凸向左侧，上、下的两个弯曲凸向右侧。直肠上下两端的位置在正中矢状面上。临床在进行直肠镜、乙状结肠镜检查时，须注意以上生理性弯曲部位，以免造成肠壁的损伤。

四、直肠内部

直肠内部包括纵行皱襞与横行皱襞。

（一）直肠纵行皱襞

在直肠空虚时，由下部的黏膜形成纵行皱襞。当有内容物扩张时，纵行皱襞消失。

（二）直肠横行皱襞

直肠横行皱襞呈半月形，称为直肠横襞，又称为 Houston 瓣，直肠瓣。其结构组成目前已知有两种：其一为黏膜、环形肌及部分纵行肌，形成特征性的凹陷外观；其二为黏膜及环形肌，缺乏纵行肌，不具有特征性外观。直肠横襞可以阻挡粪便下移。

直肠横襞通常具有上、中、下 3 条（图 3-4）。

1. 上方的直肠横襞　距肛门约 11cm，接近于乙状结肠与直肠交界处，多在直肠左侧壁，偶尔环绕肠腔一周，并出现不同程度的肠腔缩窄。

2. 中部的直肠横襞　距肛门约 7cm，其体积大且明显，位置最恒定，相当于直肠壶腹上方膜反折的水平，位于直肠右前壁，由直肠前壁腹膜反折之下的右前肠壁伸入肠腔形

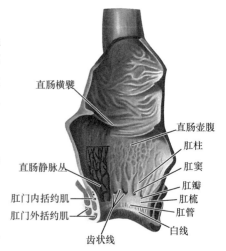

图 3-4　直肠切面示意图

成。该皱襞的环形肌尤为显著，因此，在直肠镜、乙状结肠镜检查时，常将该皱襞作为标志，确定肿瘤与腹膜腔的位置关系。

3. 下方的直肠横襞 一般距肛门约 5cm，具有较大的变异，其位置不恒定，多位于直肠左侧壁上；直肠腔内充盈时，此皱襞常消失。

在直肠镜或乙状结肠镜检查中，了解以上 3 条直肠横襞的位置特点具有一定的临床价值。

五、直 肠 下 端

直肠下端与口径较小且呈闭缩状态的肛管相接，其黏膜呈现 6～10 条隆起的纵行黏膜皱襞，称为肛柱（anal column）。各肛柱上端的连线常称为肛直肠线（anorectal line），此线即直肠与肛管的分界。肛柱基底之间具有小的半月形、彼此相连的黏膜皱襞，称为肛瓣（anal valve）。两个肛柱与中间的肛瓣下端共同围成深 3～5mm 的小隐窝，称肛窦（anal sinus）；肛窦底部有向上的肛窦口，是肛门腺的开口处。肛窦内常有粪屑积存，若发生感染则出现肛窦炎，严重者出现肛瘘或坐骨直肠窝脓肿等。肛柱与下方肛管相连处的乳头状隆起，称为肛乳头（anal papilla）。在直肠和肛管交界处，肛瓣边缘和肛柱下端共同形成的锯齿状的环形线，称齿状线（dentate line），又称为肛皮线（anocutaneous line）（图 3-4）。

齿状线具有重要的临床意义。

1. 齿状线上、下方肛管的组织来源、组织结构不同。齿状线以上肛管，由胚胎时期内胚层的泄殖腔演化形成，其内表面覆盖黏膜，被覆上皮是单层柱状上皮；若发生癌变，其病理类型为腺癌。齿状线以下肛管，由胚胎时期外胚层的原肛演化形成，其内表面覆盖皮肤，其上皮是复层扁平上皮；若发生癌变，其病理类型为鳞状细胞癌。

2. 齿状线上、下方肛管的神经分布不同。齿状线上方为内脏神经支配，齿状线下方为躯体神经支配。

3. 齿状线以上没有痛觉，齿状线以下痛觉非常敏感。

4. 齿状线上、下方肛管的动脉来源、静脉回流、淋巴引流等方面均不同。

六、直 肠 的 分 段

直肠有不同的分段方法。

（一）解剖学分段

直肠以腹膜反折为界，分为上段直肠和下段直肠。上段直肠的前面和两侧有腹膜覆盖，前面的腹膜反折向前形成陷凹，在男性，腹膜反折与膀胱形成直肠膀胱陷凹（rectovesical pouch）；在女性，腹膜反折与子宫形成直肠子宫陷凹（rectouterine pouch）（图 3-5）。下段直肠全部位于腹膜外、腹膜腔之下。

（二）手术学分段

临床上，外科工作中常以齿状线上 15cm、10cm、5cm 分别称为上段直肠、中段直肠、下段直肠。上段直肠癌与中下段直肠癌，在治疗方案上有所不同。

（三）影像学分段

同手术学分段。建议在矢状位 T_2WI 图像上，根据直肠至肛门边缘的距离，可将直肠分为 3 段：直肠上段（＞10cm），直肠中段（5～10cm）和直肠下段（＜5cm）（图 3-6）。测量肿瘤位置时，应进行折线测量。

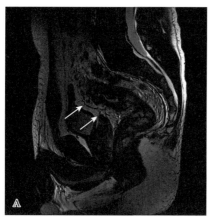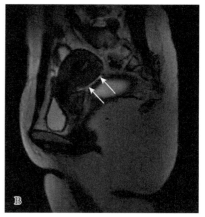

图 3-5　直肠矢状位 T_2WI 图像（下端）

A. 直肠膀胱陷凹（箭头所示）；B. 直肠子宫陷凹（箭头所示）

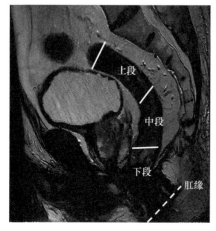

图 3-6　直肠矢状位 T_2WI 图像（分段）

显示直肠上、中、下段

七、直肠毗邻关系

直肠后方为疏松结缔组织，向后毗邻骶骨、尾骨和梨状肌。疏松结缔组织间有直肠上血管、骶丛、盆内脏神经及骶交感干等结构。

直肠侧方有直肠侧韧带，向两侧与盆侧壁相连。直肠侧韧带后方结构有盆丛和髂内血管的分支。直肠侧方腹膜反折以下的直肠毗邻肛提肌、闭孔内肌、闭孔神经及血管、输尿管、梨状肌与骶丛等结构。

直肠前方的毗邻结构在男性与女性中存在差异（图 3-7）。在男性，直肠借助直肠膀胱陷凹，与膀胱底上部、精囊和输精管壶腹毗邻；陷凹底部，腹膜反折以下借助直肠膀胱隔，与膀胱底下部、精囊和输精管壶腹、前列腺及输尿管盆段相毗邻。在女性，直肠借助直肠子宫陷凹，与子宫颈/子宫体和阴道后穹隆相毗邻；陷凹底部，腹膜反折以下借助直肠阴道隔，与阴道相毗邻。女性直肠阴道隔的结缔组织对直肠前壁与阴道后壁具有一定的支持作用，当绝经后或分娩后，其支持作用会降低。

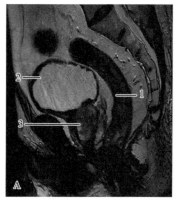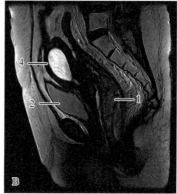

图 3-7　直肠矢状位 T_2WI 图像（毗邻关系）

1. 直肠；2. 膀胱；3. 前列腺；4. 子宫

第二节　重要解剖学标志

直肠的重要解剖学标志主要包括：①直肠系膜；②直肠系膜筋膜；③ Denonvillier 筋膜；④骶前筋膜（Waldeyer 筋膜）；⑤腹膜反折；⑥肛提肌。

一、直肠系膜

直肠系膜（mesorectum），指的是中下段直肠的后方和两侧紧邻直肠的结缔组织，包裹着直肠的半圈，厚 1.5～2.0cm，后部较前部庞大许多。直肠系膜中含有多量脂肪组织，其内有直肠上动、静脉及其分属支、淋巴管与淋巴结。直肠系膜上起自 S_3 前方，从直肠后方、两侧包绕直肠，向上与乙状结肠系膜相互移行；向下直达肛提肌水平。

影像学表现：直肠系膜可见于 CT、MRI 检查。在 MRI 扫描图像上，直肠系膜呈一脂肪信号填充的封闭腔隙，可见其内含有的血管及淋巴结，不可见其内小的神经，但可显示交织的结缔组织条索。直肠系膜内血管丰富，表现为 T_1WI 低信号、T_2WI 低信号，呈条状、椭圆状，部分有流空效应而呈无信号影。直肠系膜脂肪信号均匀，在 MRI 上呈高信号（图 3-8）。

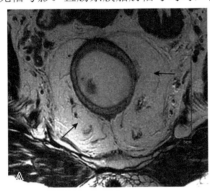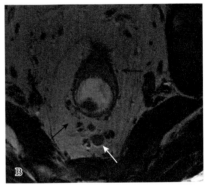

图 3-8　直肠高分辨率轴位 T_2WI 图像

A. 直肠壁外包绕的高信号组织为直肠系膜（黑箭所示），直肠系膜信号强度近似脂肪，其内可见斑点状的血管和小淋巴结；

B. 直肠癌患者，直肠系膜（黑箭所示）内可见肿大的淋巴结（白箭所示）

二、直肠系膜筋膜

直肠系膜筋膜（mesorectal fascia，MRF），又称直肠深筋膜、直肠固有筋膜，是直肠系膜外包绕的一层清晰可辨的盆筋膜脏层结缔组织。该筋膜向前与 Denonvillier 筋膜相融合；向后限定了直肠系膜的后界，直肠系膜筋膜的后方及两侧为真骨盆的盆壁，并且与盆壁之间隔以薄层相对无血管的疏松结缔组织；向上与乙状结肠系膜外围的结缔组织融合；向下逐渐移行于肛提肌筋膜。直肠与直肠系膜筋膜经由两侧直肠侧韧带及后韧带-直肠骶骨筋膜连于盆筋膜壁层。

临床上，直肠癌治疗的重要进展是全直肠系膜切除术（total mesorectal excision，TME），它是中下段直肠癌治疗的标准术式。TME 的环周切缘（circumferential resection margin，CRM）即为直肠系膜筋膜。对于直肠癌患者而言，当肿瘤突破直肠固有筋膜，常意味着邻近结构如精囊、输尿管、直肠侧韧带、下腹下丛、骶前静脉丛等受到肿瘤的侵犯。在直肠恶性肿瘤患者中，辨认出该筋膜有助于手术成功切除。对于癌肿较大，侵犯筋膜或周围器官、骶骨的患者，TME 已经失去了原有的意义。因此，直肠系膜筋膜是直肠与周围邻近器官之间的重要屏障，可以有效防止直肠炎症或肿瘤等病变向其他腹膜外间隙扩散，对阻止肿瘤的局部浸润和远处转移具有重要意义。

影像学表现：在 MRI 检查中，对于直肠系膜筋膜的显示，T_2WI 较 T_1WI 显示更清晰。不压脂

T_2WI 图像上，直肠系膜筋膜为位于直肠系膜脂肪边缘的线状连续低信号影（图 3-9）。

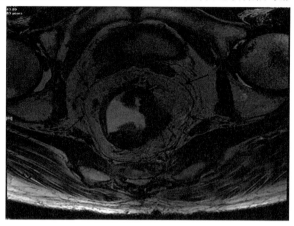

图 3-9　直肠轴位 T_2WI 图像（系膜筋膜）

直肠系膜筋膜清晰显示（黑箭所示）

三、Denonvillier 筋膜

直肠系膜筋膜围绕直肠与直肠系膜而向外延伸至其前方时，与一更为致密的筋膜相延续，该致密的筋膜即 Denonvillier 筋膜。Denonvillier 筋膜是为便于称呼而以人名命名的。在男性，Denonvillier 筋膜向前延伸至膀胱的后下方，在前列腺及精囊后方尤其致密，有时会被误以为是直肠膀胱筋膜；Denonvillier 筋膜向后与直肠系膜筋膜的前方紧密相邻，两者可以发生融合。在女性，Denonvillier 筋膜分隔直肠与阴道，与后方的直肠系膜筋膜共同构成直肠阴道隔（rectovaginal septum）。

影像学表现：MRI 检查中，不压脂 T_2WI 图像上，Denonvillier 筋膜表现为覆盖在直肠系膜前面，腹膜反折之下，盆膈之上，与直肠系膜前侧相邻的低信号影。因为两者间的间隙较小且前侧的直肠系膜筋膜较薄，所以难以区分，T_2WI 上共同显示为一线状低信号影（图 3-10）。

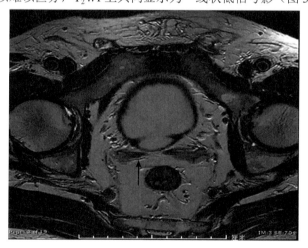

图 3-10　直肠轴位 T_2WI 图像（Denonvillier 筋膜）

分隔精索与直肠系膜的低信号影即为 Denonvillier 筋膜（黑箭所示），与前侧固有筋膜不能分辨

四、骶前筋膜

骶前筋膜（Waldeyer 筋膜）是由盆壁层筋膜覆盖于骶骨前表面形成。该筋膜经直肠后间隙与

前方的直肠系膜筋膜分隔。骶前筋膜约在 S_4 水平与直肠固有筋膜相融合形成直肠骶骨筋膜，将直肠后间隙封闭。

　　临床上，若术前显示直肠骶骨筋膜受到侵犯，常提示肿瘤向后突破直肠系膜。外科手术中认为直肠后间隙是安全间隙，该间隙是骶前筋膜与其前方的直肠系膜筋膜之间的潜在间隙，由于其内没有神经、血管，故在外科手术中较为安全。需要注意的是，骶前筋膜与其后方的骶骨之间有骶前静脉丛走行，手术时若误进入此间隙剥离骶前筋膜，容易损伤静脉丛，导致大出血，并且难以控制。

　　影像学表现：MRI 检查中，不压脂 T_2WI 图像上，骶前筋膜表现为骶血管前的线状低信号影，在肛提肌起始处以下与肛提肌难以分辨。直肠骶骨筋膜在不压脂序列上，表现为约在 S_4 水平，由骶前筋膜与直肠固有筋膜相融合形成的低信号影（图 3-11）。

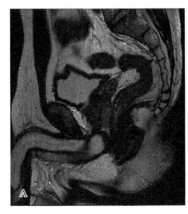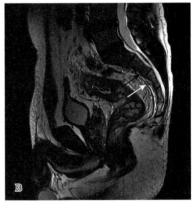

图 3-11　直肠矢状位 T_2WI 图像（骶前筋膜）

A. 直肠骶前筋膜（黑箭所示）；B. 直肠骶前筋膜（黑箭所示）与直肠系膜筋膜（白箭所示）之间存在的间隙为直肠后间隙

五、腹膜反折

　　直肠上、中 1/3 段的前面及上 1/3 段的侧面有腹膜覆盖，而下 1/3 段位于腹膜腔之下，没有腹膜覆盖。直肠中 1/3 段，腹膜向前反折，形成陷凹：在男性，该陷凹附着于前方的膀胱，形成直肠膀胱陷凹；在女性，该陷凹附着于前方的阴道后穹隆，形成直肠子宫陷凹，即 Douglas 腔。腹膜向上通过纤维结缔组织与乙状结肠壁肌层致密连接，向下通过结缔组织与直肠壁疏松连接，因而，直肠上半段具有较大的扩张度。

　　腹膜反折在不同性别、不同个体之间存在差异。腹膜反折的位置，在女性较男性位置更低：在男性，腹膜反折/直肠膀胱陷凹约位于直肠上 2/3 段与下 1/3 段的联合处，约为直肠肛门交界处上方 7.5cm 处；在女性，腹膜反折/直肠子宫陷凹约位于直肠下 1/3 段，约为直肠肛门交界处上方 5.5cm 处。在男性新生儿，覆盖于直肠前壁的腹膜位置可低至前列腺下缘水平。另外，若女性患者有直肠脱垂时，腹膜反折位置可能会较低，而且整个直肠前壁可能都位于腹膜内。

　　临床上，腹膜反折的定位通常可以为经肛门内镜微创手术提供相关的手术指导，可以有效避免术后发生腹腔感染等并发症，对于患者的健康具有一定的积极意义。

　　影像学表现：MRI 检查中，腹膜反折在不压脂 T_2WI 图像上，横断面上腹膜反折附着于直肠壁前方，前缘内凹，常呈"V"形，类似"海鸥"状低信号影；在矢状面 MRI 中显示为直肠前方的线状低信号影；在冠状面上一般无法显示（图 3-12）。

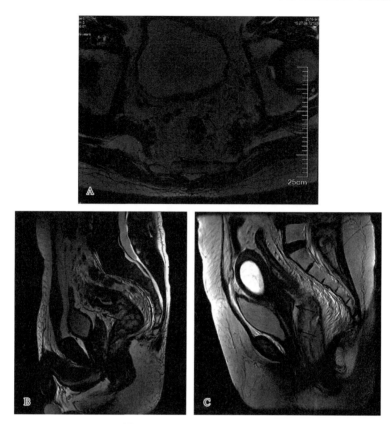

图 3-12　腹膜反折 MRI 图像

A. 轴位 T_2WI，腹膜反折显示为直肠系膜前方低信号影，似"V"形或"海鸥"状（黑箭所示）；B. 矢状位 T_2WI，男性，腹膜反折向后延伸至直肠上 2/3 段与下 1/3 段交界处，呈线状低信号影（黑箭所示）；C. 矢状位，女性，腹膜反折向后延伸至直肠下 1/3 段，呈线状低信号影（黑箭所示）

六、肛 提 肌

肛提肌为一对四边形薄扁肌肉，由四部分组成：耻骨直肠肌、耻骨尾骨肌、髂尾肌以及男性的前列腺提肌或女性的耻骨阴道肌。肛提肌表现为环绕直肠的结构，在不同层面的表现不同，两侧对称分布。

影像学表现：肛提肌在 MRI 检查图像中，与断层解剖有较好的对应关系，呈等低信号结构。在股骨大转子水平，肛提肌出现，呈倒"八"字形；在耻骨联合层面以下，肛提肌围绕直肠、膀胱和前列腺两侧，呈"U"形结构（图 3-13）。

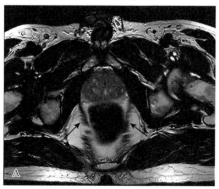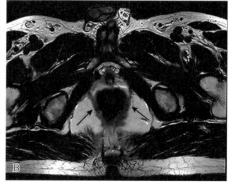

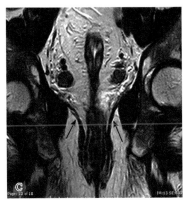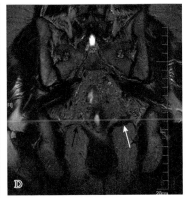

图 3-13　肛提肌 MRI 图像

A. 轴位 T_2WI，股骨大转子层面，双侧肛提肌显示清晰，呈倒 "八" 字形（黑箭所示）；B. 轴位 T_2WI，耻骨联合以下层面，
双侧肛提肌显示清晰，呈 "U" 形（黑箭所示）。C. 冠状位 T_2WI，双侧肛提肌显示清晰（黑箭所示）；D. 冠状位 T_2WI，
直肠癌（T4b），右侧肛提肌显示清晰（黑箭所示），左侧肛提肌受肿瘤侵犯（白箭所示）

第三节　管壁解剖

一、直肠管壁解剖结构

直肠管壁由四层组织构成，自内向外分为黏膜层、黏膜下层、肌层与外膜。熟悉直肠管壁的解剖结构有助于直肠癌侵犯管壁深度的正确判定，有助于直肠癌术前精准 T 分期，对于治疗方案的制订和判断疾病预后具有重要的临床意义。

（一）黏膜层

黏膜层由上皮、固有层和黏膜肌层组成。上皮为单层柱状上皮，由吸收细胞和大量杯状细胞组成；固有层为疏松结缔组织，有较多的细胞成分、较细密的纤维、丰富的淋巴组织和稠密呈直管状的大肠腺；黏膜肌层，为薄层平滑肌，由内环形和外纵行两层组成。黏膜表面光滑，无绒毛。在直肠下段，肠管内空虚时，可见有 3 个横行的皱襞，即直肠横襞。

（二）黏膜下层

黏膜下层为较致密的结缔组织，内含较多的小血管、淋巴管及成群的脂肪细胞。黏膜下层中还有黏膜下神经丛，可以调节黏膜肌的收缩和腺体分泌。黏膜层与黏膜下层共同向管腔面突起，形成具有扩大黏膜表面积作用的皱襞（plica）。

（三）肌层

直肠肌层为平滑肌，由内环形和外纵行两层组成。

（四）外膜

消化管壁的最外层为外膜，按其组成的不同可分为浆膜与纤维膜两种。在直肠上 1/3 段的大部、中 1/3 段的前壁为浆膜，其余为纤维膜。

二、管壁影像学表现

（一）平扫

MRI 检查图像，T_2WI 尤其是高分辨率 T_2WI 对于直肠壁具有较好的显示效果。在不压脂

T_1WI 及 T_2WI 图像上，直肠壁各层影像表现如下（图 3-14）。

1. 黏膜层含水量较少，表现为规则的线状较低信号（厚度约为 1mm）。

2. 黏膜下层表现为厚度不均匀的较高信号，当直肠扩张较明显时，黏膜下层可能较薄或不能显示。

3. 肌层由内侧的环肌层和外侧的纵肌层组成，均为线状较低信号，两层之间可由高信号的薄层脂肪隔开。

4. 直肠中上段有浆膜层，在正常情况下浆膜层一般不能显示。

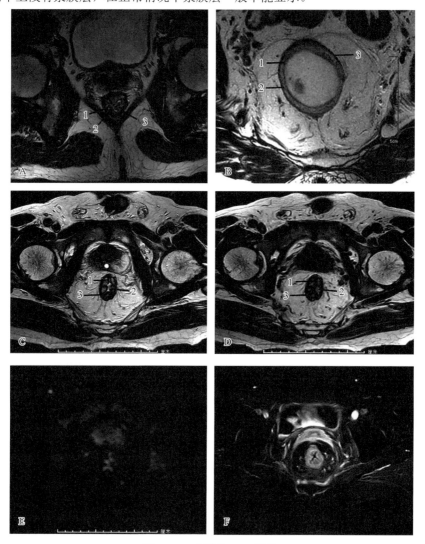

图 3-14　直肠壁 MRI 图像

A. 自然状态下，下段直肠轴位 T_2WI，黏膜下层较厚，黏膜层与黏膜下层共同向管腔面突起。B. 直肠轴位 T_2WI，管腔适度扩张，可见肠壁分层显示。图 A、B 中各层结构：1. 黏膜层，低信号；2. 黏膜下层，较高信号；3. 肌层，低信号。C. 轴位 T_2WI；D. 轴位 T_1WI，可清晰显示直肠壁分层，且 T_2WI 显示更清晰。图 C、D 中，1. 黏膜层；2. 黏膜下层；3. 肌层。E. 轴位 DWI，直肠壁未见明显异常高信号。F. 另一例患者 MRI 增强扫描，可见直肠壁呈较均匀强化

（二）DWI

当直肠出现占位性病变时，可见 DWI 呈高信号的水分子弥散受限表现。

（三）增强扫描

Gd-DTPA 增强检查，直肠壁显示清楚，呈较均匀强化。

第四节　直肠淋巴结分区

一、直肠淋巴引流

直肠的淋巴主要向上方引流。黏膜层的淋巴滤泡引流至紧贴直肠外表面的直肠上淋巴结和直肠旁的旁淋巴结，然后沿直肠上血管到达肠系膜下动脉起始处的主动脉前淋巴结。直肠下份的淋巴管可沿直肠下动脉和肛动脉到达髂内淋巴结。

直肠上 2/3 淋巴液主要引流至肠系膜下淋巴结，主要位于肠系膜下动脉的起始处。直肠下 1/3 淋巴液主要引流至肠系膜下淋巴结、双侧髂内淋巴结（也称盆壁淋巴结），少数淋巴管注入骶淋巴管。直肠淋巴引流的方向包括上方、下方及侧方。腹膜反折以上的直肠淋巴向上方引流；反折以下的直肠淋巴向上方和侧方引流，以向上引流为主。上方的淋巴结引流途径包括直肠壁内淋巴结、直肠旁淋巴结、直肠上动脉周围淋巴结、肠系膜下动脉周围淋巴结及根部淋巴结；侧方淋巴引流途径包括直肠壁内淋巴结、直肠旁淋巴结、直肠中动脉周围淋巴结、直肠下动脉周围淋巴结、闭孔淋巴结、髂内淋巴结、髂总淋巴结、骶前淋巴结；下方的淋巴结引流途径包括直肠壁内淋巴结、直肠旁淋巴结、腹股沟浅淋巴结、髂外淋巴结、髂总淋巴结、腹主动脉周围淋巴结（图 3-15，图 3-16）。

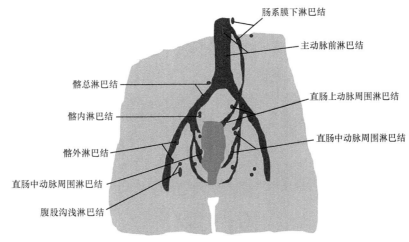

图 3-15　直肠淋巴引流示意图

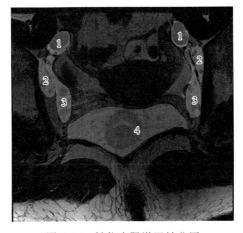

图 3-16　轴位直肠淋巴结分区

1：髂外淋巴结区；2：闭孔淋巴结区；3：髂内淋巴结区；4：直肠系膜淋巴结区

二、结直肠淋巴结分组

我国结直肠淋巴结分组沿用的是日本《大肠癌处理规约》淋巴结分组方法（图 3-17，表 3-1）。结直肠淋巴结大多是按照肠系膜上动脉、肠系膜下动脉、髂动脉系统来命名的，通常把结直肠淋巴结编码用 200 以上的 3 位数来表示。第一个数字 2 表示结肠。中间数字表示动脉主干淋巴结：0 代表回结肠动脉；1 代表右结肠动脉；2 代表中结肠动脉；3 代表左结肠动脉；4 代表乙状结肠动脉；5 代表肠系膜下动脉和直肠上动脉干；6 代表髂内动脉；7 代表髂总动脉；8 代表闭孔动脉；9 代表髂外动脉。最后一个数字表示淋巴结分站：1 代表肠旁淋巴结；2 代表中间淋巴结；3 代表主淋巴结（侧方淋巴结）。例如，251 代表直肠旁淋巴结。

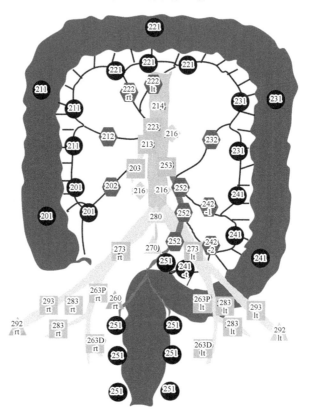

图 3-17　结直肠淋巴结分组

圆形：肠旁淋巴结；六边形：中间淋巴结；正方形：主淋巴结（侧方淋巴结）；
菱形：比主淋巴结更接近中枢的淋巴结；三角形：其他淋巴结

表 3-1　结直肠淋巴结分组

动脉系统	肠旁淋巴结	中间淋巴结	主淋巴结（侧方淋巴结）	比主淋巴结更接近中枢的淋巴结	其他淋巴结
肠系膜上动脉系					206（幽门下淋巴结）204（胃网膜淋巴结）210（脾门淋巴结）
回结肠动脉	201（结肠旁淋巴结）	202（回结肠淋巴结）	203（回结肠根部淋巴结）		
右结肠动脉	211（结肠旁淋巴结）	212（右结肠淋巴结）	213（右结肠根部淋巴结）	214（肠系膜上淋巴结）	

续表

动脉系统	肠旁淋巴结	中间淋巴结	主淋巴结（侧方淋巴结）	比主淋巴结更接近中枢的淋巴结	其他淋巴结
结肠中动脉右支	221（结肠旁淋巴结）	222-rt（结肠中淋巴结·右支）222-lt（结肠中淋巴结·左支）		216（腹主动脉周围淋巴结）	206（幽门下淋巴结）204（胃网膜淋巴结）210（脾门淋巴结）
结肠中动脉左支	221（结肠旁淋巴结）		223[结肠中（动脉）根部淋巴结]		
肠系膜下动脉系					
左结肠动脉	231（结肠旁淋巴结）	232（左结肠淋巴结）	253[肠系膜下（动脉）根部淋巴结]	216（腹主动脉周围淋巴结）	206（幽门下淋巴结）204（胃网膜淋巴结）210（脾门淋巴结）
乙状结肠动脉					
第 1	241-1（结肠旁淋巴结）	242-1（第 1 乙状结肠淋巴结）			
第 2	241-2（结肠旁淋巴结）	242-2（第 2 乙状结肠淋巴结）			
乙状结肠动脉终支 直肠上动脉	241-t（结肠旁淋巴结）251（直肠旁淋巴结）	252[肠系膜下（动脉）干淋巴结]			
髂动脉系					
直肠中动脉					
髂内动脉			263D（rt·lt）[髂内（动脉）末梢淋巴结]263P（rt·lt）[髂内（动脉）中枢淋巴结]		
髂总动脉	251（直肠旁淋巴结）		273（rt·lt）（髂总淋巴结）	216（腹主动脉周围淋巴结）	260（rt·lt）（骶外侧淋巴结）
闭孔动脉			283（rt·lt）（闭孔淋巴结）		270（骶正中淋巴结）280（腹主动脉分叉处淋巴结）
髂外动脉			293（髂外淋巴结）		292（rt·lt）（腹股沟淋巴结）

三、淋巴结正常影像学表现

淋巴结转移与否，不仅表现在淋巴结的大小，还要结合淋巴结的形状、边界和密度、信号异质性等。正常淋巴结通常短径＜5mm，形态呈扁椭圆形、蚕豆形，边缘光滑，密度/信号均匀。而转移性淋巴结通常较大，形态欠规整，可呈分叶状，周围可见毛刺，密度/信号欠均匀，增强扫描强化欠均匀（图3-18）。

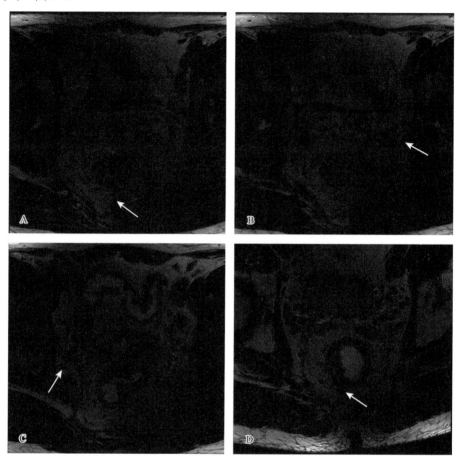

图3-18　非转移与转移淋巴结MRI图像

A、B、C.非转移性淋巴结，依次为肠系膜区、闭孔淋巴结、髂内淋巴结（箭头所示）；D.肠系膜区转移性淋巴结（箭头所示）

第五节　直肠血供

一、动　脉

直肠由直肠上动脉、直肠中动脉、直肠下动脉供血（图3-19、图3-20），其中直肠上动脉是最重要的一支。直肠上动脉及直肠下动脉总是恒定出现，少有变异，而直肠中动脉的出现和走行存在诸多变异。

1.直肠上动脉　直肠上2/3段的动脉血主要由直肠上动脉供血。肠系膜下动脉于左侧输尿管内侧跨过左髂总动脉，然后下行于乙状结肠系膜内侧。肠系膜下动脉下行至骨盆缘以下时更名为直肠上动脉。在直肠起始处（S_3水平），直肠上动脉沿中线进入直肠系膜上部，并分为2支，先向后外方走行，继而分布于直肠左、右两侧。该动脉终末支穿入直肠壁，并在直肠的表面和壁内与直肠下动脉的分支吻合。

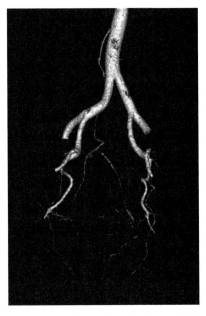

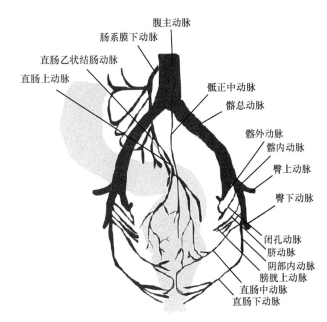

图 3-19 直肠供血动脉容积重建图像正面观图　　　图 3-20 直肠供血动脉示意图（背面观）

2. 直肠中动脉 可直接起源于髂内动脉前干。当其存在时，这些动脉被包含于外侧韧带中，穿入肠系膜的前外侧面，并为直肠中 1/3 段额外供应一定的血液。实际上，直肠中动脉并不是固定存在，其起源和分支走行在不同文献报道中差异很大。

3. 直肠下动脉 起源于阴部内动脉，为阴部内动脉的终末支。这些动脉穿越坐骨肛门窝后发出分支，在肛提肌的外表面上延伸，穿过括约肌进入肛管，供应肛门内、外括约肌，肛管及肛周皮肤。直肠下动脉的升支供应直肠远端 1/3 段，在直肠黏膜下层与直肠动脉的终末端吻合。直肠尚接受来自骶正中动脉的一小部分供血，该动脉发出分支，于直肠肛门交界的后部进入直肠。

二、直肠中动脉变异

直肠上动脉及直肠下动脉总是恒定出现，但直肠中动脉的定义是不明确的，且不同文献报道的发生率、起源及轨迹是不同的。据报道，直肠中动脉出现的概率为 12%～97%。

直肠中动脉常起源于髂内动脉前分支的血管分支。直肠中动脉可起源于臀下动脉、阴部内动脉、臀-阴部内动脉共干，或者与阴部内动脉、臀动脉形成三叉走行（图 3-21）。

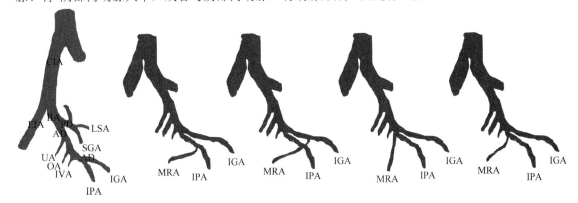

图 3-21 直肠中动脉起源变异

CIA. 髂总动脉；EIA. 髂外动脉；IIA. 髂内动脉；AD. 前段；PD. 后段；IPA. 阴部内动脉；
IGA. 臀下动脉；MRA. 直肠中动脉；SGA. 臀上动脉；LSA. 骶外侧动脉；IVA. 膀胱下动脉；UA. 子宫动脉；OA. 闭孔动脉

直肠中动脉与直肠手术的相关性至少有3个方面：①直肠中动脉对下段直肠血液供应的贡献可能比假设的更为显著。直肠中动脉显示可确保直肠切除术并结扎直肠上动脉后直肠残端的灌注，这是降低术后吻合口瘘风险的关键因素。②直肠中动脉是唯一穿透腹下神经丛和直肠系膜筋膜的血管。鉴于功能和肿瘤学的原因，在直肠外侧韧带内沿着直肠中动脉的路线切断直肠中动脉时，应注意不要损伤盆腔自主神经或直肠系膜筋膜。③直肠中动脉被认为代表直肠癌淋巴扩散的侧方路径，因此可用于侧方淋巴结清扫定位。因此详细了解直肠中动脉的解剖学，包括其起源、走行及与自主盆腔神经的空间关系，是进行神经保护性侧方淋巴结清扫的先决条件。

三、静　脉

直肠和肛管的血液回流通过门静脉和体循环系统（图3-22）。直肠静脉丛围绕直肠，向前与男性的膀胱静脉丛或女性的子宫阴道静脉丛相通。该静脉由直肠和肛管上段黏膜下的内静脉与肌层之外的外静脉相通。直肠上静脉收集直肠上2/3段及直肠静脉丛的静脉血，通过肠系膜下静脉汇入门静脉系统。直肠中静脉收集直肠下段和肛管上段的静脉血，通过髂内静脉汇入体循环系统。直肠下静脉收集肛管下段的静脉血，通过阴部内静脉，汇入髂内静脉，最终进入体循环系统。

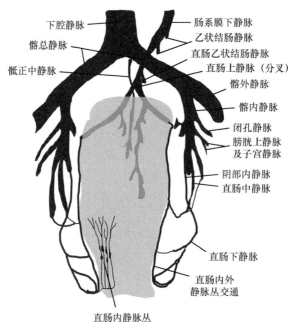

图3-22　直肠静脉回流示意图

第4章 直肠恶性肿瘤

第一节 直 肠 癌

一、概 述

结直肠癌（colorectal carcinoma）是在结直肠黏膜上皮和腺体发生的恶性肿瘤，包括结肠癌与直肠癌，主要由腺瘤性息肉或腺瘤引起。据国际癌症研究机构估计，2020年全球新发结直肠癌（包括肛门）病例超过190万例，死亡超过93.5万例，约占总体癌症发病和死亡的10%。总体而言，结直肠癌的发病率排名第三，但死亡率排名第二。其标准化发病率和死亡率分别为19.5/100 000和9.0/100 000，结直肠癌的男性标准化发病率（23.4/100 000）和死亡率（11.0/100 000）均远高于女性（分别为16.2/100 000和7.2/100 000）。发达国家的发病率比发展中国家高出约4倍，但由于发展中国家的死亡率较高，因此两者死亡率的差异不显著。世界各区域的结肠癌发病率差异明显，欧洲、澳大利亚/新西兰和北美洲的发病率最高，与发病率最低地区约有9倍的差异。直肠癌发病率有类似的区域分布，但直肠癌在东亚地区发病率最高，而非洲大多数地区和南亚地区的结肠癌和直肠癌发病率往往较低。

根据人类发展指数（human development index，HDI）将全球社会经济发展水平分成非常高、高、中和低四个等级，2020年全球癌症统计报告根据HDI水平对全球不同地区的癌症发病率和死亡率情况进行评估。在高或非常高HDI国家中，男性发病顺位第三是结直肠癌（29.0/100 000），这些国家中结直肠癌发病总数最高的是美国男性。虽然结直肠癌长期以来被认为是老年人的疾病，但最近的数据表明，年轻发病的结直肠癌发病率越来越高，其发病显示出了年轻化趋势。一项回顾性队列研究发现，50岁以下人群的结直肠癌发病率一直在增加，且一项关于年轻人结直肠癌流行趋势的全球系统综述强调，年轻人直肠癌的增加导致年轻发病结直肠癌（young-onset colorectal cancer，yCRC）的风险增高。目前尚不清楚这一趋势的原因。有综述表明yCRC的人均成本与平均年龄发病结直肠癌（average-age onset CRC，aCRC）没有显著性差异，并且另有证据表明患有yCRC的个人更容易被诊断为晚期疾病。

我国结直肠癌近年发病率和死亡率均呈上升趋势。通过比较中国和世界的平均水平可知，中国的结直肠癌标准化发病率与死亡率均高于世界水平，且在男性和女性中均如此。2018年中国癌症统计报告显示：我国结直肠癌发病率、死亡率在全部恶性肿瘤中分别位居第三及第五位，新发病例37.6万例，死亡病例19.1万例。其中，城市远高于农村，且结肠癌的发病率上升显著，多数患者在确诊时已属于中晚期。通过筛查可以预防和早期诊断结直肠癌。根据广州、上海、天津、北京对全市50岁以上及高危人群的结直肠癌筛查结果显示，结直肠癌发病率持续升高，通过筛查提高了早诊率，降低了病死率。发生在年轻成人患者中的结直肠癌在临床病理学和遗传上与老年人中的结直肠癌不同，这表明需要为这一人群制订特定的治疗策略。

直肠癌是指从直肠乙状结肠交界处至齿状线之间的恶性肿瘤。我国结直肠癌发病亚部位以直肠为主，而美国以结肠为主。相比结肠，直肠具有不同的解剖学结构，包括血供、淋巴回流、腹膜反折等，其中低位直肠癌占比高，且发病年龄倾向于年轻化。此外，因肛门还担负着排便功能，故直肠癌的诊疗较结肠癌有所差异，需要考虑对于患者生存质量的影响。

二、临床与病理

(一) 病理与病因

直肠癌的病因目前仍不十分清楚，其发病与社会环境、饮食习惯、遗传因素等有关。直肠息肉也是直肠癌的高危因素。目前基本公认的是，动物脂肪和蛋白质摄入过高、食物纤维摄入不足是直肠癌发生的高危因素。

1. 病因学 目前，直肠癌的直接病因不明，一般认为与慢性炎症、直肠息肉、遗传有相关性。常见病因如下。

(1) 饮食因素：高脂、高蛋白、高热量及缺乏纤维素摄入。

(2) 生活方式：吸烟、饮酒、久坐的工作生活方式，缺乏体育锻炼和肥胖等因素。

(3) 环境因素：饮用河水、池塘水等易被各类环境致癌物污染的浅表水源。

(4) 疾病史：直肠息肉和慢性溃疡性结肠炎、克罗恩病、日本血吸虫感染、慢性腹泻、长期便秘、黏液血便、不明原因的便血、腹胀、下腹部肿块、隐痛、胆囊切除等。

(5) 精神因素：精神刺激。

(6) 家族肿瘤史：约20%的结直肠癌病例与家族聚集有关，结直肠腺瘤或浸润性结直肠癌患者的一级亲属患结直肠癌的风险增加。结直肠癌的遗传易感性包括明确定义的遗传综合征，如林奇 (Lynch) 综合征 [也称为遗传性非息肉病性结直肠癌 (HNPCC)]、家族性腺瘤性息肉病 (FAP) 及色素沉着息肉综合征 [菠伊茨-耶格 (Peutz-Jeghers) 综合征]。

林奇综合征是由 Henry T.Lynch 教授发现的一种常染色体显性遗传病。它不是一种独立疾病，而是能够发生多种肿瘤的综合征，结直肠癌和子宫内膜癌是最常见的表现形式。林奇综合征占全部大肠癌的5%~15%。除结直肠癌和子宫内膜癌外，卵巢、胃、小肠、肝胆系统、肾盂、输尿管、脑和皮肤等也可发生癌症。林奇综合征主要是由4种错配修复基因 (mismatch repair gene) 发生缺陷造成的，它们分别是 *MLH1*、*MSH2*、*MSH6*、*PMS2*。错配修复基因 *MLH1*、*MSH2*、*MSH6*、*PMS2* 会在 DNA 复制发生错误时进行修复。但是，由于遗传因素导致错配修复基因缺陷，DNA 复制过程中的错误无法得到修复，这种错误就会传递给子代细胞，最终导致子代细胞癌变。

色素沉着息肉综合征是一种常染色体显性遗传病，特征性表现为多发胃肠道错构瘤性息肉，其息肉相对较大且倾向为平坦型。*STK11* 基因胚系突变是色素沉着息肉综合征的主要的遗传病因，但不限于 *STK11* 基因。色素沉着息肉综合征患者或遗传基因突变携带者发生多种肿瘤的风险增高，包括结直肠癌、乳腺癌、胰腺癌、卵巢癌和膀胱癌。

符合以下标准中的任两条者可临床诊断为色素沉着息肉综合征：2枚或以上小肠色素沉着息肉综合征样息肉 (错构瘤)；口腔黏膜、嘴唇、鼻子、面颊、眼周、生殖器、手足、肛周等处皮肤有明显黑斑；已知有色素沉着息肉综合征家族史。

2. 遗传学 主要包括原位肿瘤基因改变、肿瘤抑制基因失活和有关 DNA 修复的异常。目前认为，与大肠癌发生关系比较密切的分子机制通路如下。

(1) APC-β-catenin 通路：大肠癌绝大多数来自原先存在的腺瘤，即所谓腺瘤—腺癌顺序 (adenoma–carcinoma sequence)，如家族性腺瘤性息肉病、林奇综合征。*APC* 基因是一种抑癌基因，可抑制 Wnt 信号通路，调控细胞增殖和分化，其功能异常，可通过上调 β-catenin，激活促进细胞增殖的基因如 *myc*、*cyclinDl* 等的转录，使细胞异常增殖形成肿瘤；散发性大肠癌的发生多认为与 APC-β-catenin-T 细胞因子 (APC-β-catenin-Tcf) 途径异常、特异性基因的甲基化静止、有丝分裂检查点 (checkpoint) 功能异常等有关。

(2) 微卫星不稳定性 (microsatellite instability，MSI) 通路：微卫星不稳定性可以使癌基因激活或抑癌基因失活、相关基因的信号转导异常，也可影响凋亡和转录调控及蛋白质的转运修饰，增加细胞恶变风险。DNA 错配修复基因缺陷即可引起微卫星不稳定性。林奇综合征微卫星不稳定性主要与 DNA 错配修复基因胚系突变有关，主要表现为 *MLH1*、*MSH2*、*MSH6*、*PMS2* 基因胚系突变，尤以 *MLH1*、*MSH2* 基因胚系突变较为常见。

（3）CpG 岛甲基化表型（CpG island methylator phenotype，CIMP）：散发性结直肠癌微卫星不稳定性的发生主要与 *hMLH1* 基因失活有关，其 *MLH1* 失活 95% 与 *MLH1* 基因启动子区高甲基化有关。*MLH1* 基因启动子高甲基化引起基因功能失活的机制尚未完全明了。此外，此型常有 *BRAF* 基因突变，而 *K-ras*、*p53* 基因突变少有发生。

3. 癌前病变　结直肠癌癌前病变指被证实与结直肠癌发生密切相关的病理变化，具体包括结直肠腺瘤、腺瘤病（息肉病伴异型增生）、无蒂锯齿状病变、传统锯齿状腺瘤及炎性肠病相关异型增生等。在结直肠癌防控中，癌前状态一般用于描述患癌风险明显升高的临床状态或癌前病变的临床前状态，如炎性肠病的慢性炎症、遗传或家族性结直肠癌的临床前状态等。我国绝大部分结直肠癌均在癌前病变的基础上发生。

（1）腺瘤：是结直肠最常见的良性肿瘤，一般由灭活 APC/β-catenin 通路启动形成腺瘤的进程，形态上分为管状腺瘤、绒毛状腺瘤、绒毛状管状腺瘤。这种癌前病变被定义为存在上皮内肿瘤，根据其腺体的复杂程度、细胞核形态异常的严重程度，上皮内肿瘤可分为低级别和高级别，高级别上皮内肿瘤易发生癌变。

（2）幼年性息肉（juvenile polyp）：又名滞留性息肉，多见于儿童和青少年，约 10% 可发生在成人。息肉内腺体呈不同程度囊性扩张，腺体一般分化成熟，无增生或异型增生，息肉表面上皮常坏死脱落而形成溃疡面。幼年性息肉可癌变，但单个散发的幼年性息肉罕见上皮内肿瘤（异型增生），其内发生的上皮内肿瘤是 APC/β-catenin 通路灭活引起的，这与腺瘤形成的遗传基础相同。曾有报道，单个散发的幼年性息肉可癌变为印戒细胞癌并转移到局部淋巴结。

（3）家族性腺瘤性息肉病（familial adenomatous polyposis）：是一种常染色体显性遗传病，由 *APC* 基因发生胚系突变引起。理论上如果父母中的一个受累，则子女中的 50% 都可能发病，而实际上只有 8% 发病。该病的特点是在结肠和直肠中存在大量腺瘤性息肉，整个大肠黏膜遍布大小不等、形态不一的息肉，经典家族性腺瘤性息肉病诊断标准为超过 100 个腺瘤。此病易癌变，随着患者年龄的增长，腺瘤的数量和大小也在增加，一个或者更多的腺瘤几乎不可避免地发展成腺癌，患者第一次就诊时已有 2/3 的病例合并为癌。此病发展成结直肠癌的平均年龄约为 40 岁，但在 20～25 岁时，癌变风险已经达到 1%～6%，并且有家族性腺瘤性息肉病儿童发生癌变的报道。

（4）锯齿状病变（锯齿状息肉）：根据其形成的锯齿状外观分为增生性息肉（hyperplastic polyp，HP）、无蒂锯齿状病变（sessile serrated lesion，SSL）、传统锯齿状腺瘤（traditional serrated adenoma，TSA）、未分类锯齿状腺瘤（unclassified serrated adenoma，USA）。

1）HP：占 60%～80%，常见于左半结肠和直肠，过去认为是非肿瘤性病变，但是息肉中普遍存在 *ras* 基因突变，克隆性、生化异常及流行病学关联也已被证实，这些证据都提示 HP 是肿瘤性病变。

2）SSL：右半结肠多见，目前认为是 MSI-H 型结直肠癌的主要癌前病变，癌变是通过异型增生—癌的过程，进展到癌比较快。SSL 伴异型增生有时候形态学改变可能不明显，但 *MLH1* 出现全部或部分表达缺失，是向异型增生转化的标志。

3）TSA：好发于远端结肠和直肠，发生机制是 *BRAF* 或 *KRAS* 基因突变，其中富于黏液的 TSA 是 *BRAF* 突变，是微卫星稳定的结直肠癌前驱突变，侵袭性较强。

4）USA：是不能分类的具有锯齿状结构的异型增生息肉。

（5）炎性肠病：是一类容易被人们所忽略的癌前病变，因为在人们的传统观念中炎症是不会癌变的，所以常忽视对此类疾病的治疗。此类疾病的病因尚未明确，分为溃疡性结肠炎（ulcerative colitis）和克罗恩病（Crohn disease）。

1）溃疡性结肠炎：病变特点为连续性弥漫性黏膜和黏膜下层的炎症，很少累及肌层和浆膜，溃疡表浅，一般不形成肉芽和瘢痕组织，所以不发生肠狭窄。病变始于直肠，向近端蔓延至脾曲，亦可累及整个结肠至回肠末端。相比仅限于远端的溃疡性结肠炎，全结肠炎更易癌变，长期慢性炎症性肠病的病例比急性反复发作的病例易癌变。

2）克罗恩病：病变特点为非连续性阶段性病变，病变可发生于消化道任何部位，好发于回肠末端和回盲部，约1/4病例可见到典型的黏膜鹅卵石样改变，肠管可伴有狭窄。光镜下表现为不连续的肠壁全层炎，裂隙状溃疡，有时可深达浆膜并发肠瘘，50%～70%的病例肠壁可见非干酪样坏死性肉芽肿。结肠克罗恩病癌变以近端肠管较多，多发，年轻人多见。炎性肠病癌变的发生率比正常人群高5～10倍，癌变率与病程呈正相关，病变处黏膜如出现异型增生则癌变概率更高。

4. 大体病理及手术所见

（1）大体类型：分为早期癌及进展期癌。早期癌定义为局限于黏膜及黏膜下层的癌，而不管是否有淋巴结的转移，TNM分期为T_1期，包括原位癌。进展期癌是指癌组织至少累及固有肌层，TNM分期为T_2期及以上。各期结肠癌的分型见表4-1和表4-2。

表 4-1　早期大肠癌的大体类型

早期大肠癌的大体类型	分型
息肉隆起型（Ⅰ型）：息肉样肿物向肠腔内明显隆起	Ⅰp型：有蒂
	Ⅰsp型：亚蒂
	Ⅰs型：无蒂
表浅型（Ⅱ型）：肿块不明显，病灶较平坦或略微高出正常黏膜或形成浅表凹陷	扁平隆起型（Ⅱa型）：病灶略高出周围正常黏膜，但不超过黏膜厚度的2倍
	平坦型（Ⅱb型）：病灶既不高出黏膜也无凹陷，与周围黏膜持平
	凹陷型（Ⅱc型）：病灶呈浅在凹陷
混合型（即Ⅱa+Ⅱc型）	

表 4-2　进展期大肠癌的大体类型

进展期类型	表现
隆起型	肿瘤的主体向肠腔内突出，肿块增大时表面可产生溃疡，向周围浸润少，预后较好
溃疡型	肿瘤形成深达或贯穿肌层的溃疡，形状为圆形或卵圆形，中心凹陷，边缘凸起，向肠壁深层生长并向周围浸润。早期即可有溃疡，易出血，此型分化程度较低，转移较早
浸润型	癌组织向肠壁深层弥漫浸润，常累及肠管全周，导致局部肠壁增厚、变硬，若同时伴有肿瘤间质结缔组织明显增多，则使局部肠管周径明显缩小，形成环状狭窄
胶样型	肿瘤表面及切面均呈半透明、胶冻状。此型肿瘤预后较差

（2）组织病理学类型：主要包括腺癌、腺鳞癌和未分化癌。

1）腺癌：直肠腺癌细胞主要是柱状细胞、黏液分泌细胞和未分化细胞。主要为管状腺癌和乳头状腺癌，占75%～85%，其次为黏液腺癌，占10%～20%。

A. 管状腺癌：癌细胞呈腺管或腺泡状排列。根据其分化程度可分为高分化腺癌、中分化腺癌和低分化腺癌。

B. 乳头状腺癌：癌细胞排列成粗细不等的乳头状结构，乳头中心索为少量血管间质。

C. 黏液腺癌：由分泌黏液的癌细胞构成，癌组织内有大量黏液为其特征，恶性度较高。

D. 印戒细胞癌：肿瘤由弥漫成片的印戒细胞构成，胞核深染，偏于胞质一侧，似戒指样，恶性程度高，预后差。

2）腺鳞癌：亦称腺棘细胞癌，肿瘤由腺癌细胞和鳞癌细胞构成。其分化多为中分化至低分化。腺鳞癌较少见，主要位于直肠下段和肛管。

3）未分化癌：癌细胞弥漫呈片或呈团状，不形成腺管状结构，细胞排列无规律，癌细胞较小，形态较一致，预后差。

直肠癌可以在一个肿瘤中出现两种或两种以上的组织类型，且分化程度并非完全一致。

（3）肿瘤定位：目前尚无低、中、高位直肠癌诊断标准。直肠癌以腹膜反折为界分为上段直肠癌和下段直肠癌，也可分为低、中、高位直肠癌，以肿瘤下缘确定位置（图 4-1）。上段直肠癌的细胞生物学行为与结肠癌相似，根治性切除术后 5 年总生存率与结肠癌也相近，中低位直肠癌占 50% 左右。

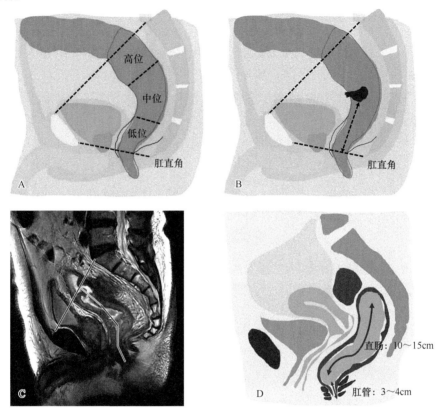

图 4-1　直肠分段及病变定位方法

A. 直肠高、中、低位分段方法；B. 肿瘤距肛直角距离的测量方法；C. 磁共振矢状位直肠分段情况；D. 直肠及肛管长度

根据欧洲肿瘤内科学会（ESMO）2017 年指南的建议，以肿瘤下缘距肛缘 0～5cm 为低位直肠癌，5～10cm 为中位直肠癌，10～15cm 为高位直肠癌。测量方法：画出肛缘的连线，测量肿瘤下缘与此线的折线距离之和（图 4-2～图 4-4）。由于 MRI 图像上无法识别肛缘，因此从肛直角开始测量。极低位直肠癌尚无明确的诊断标准。

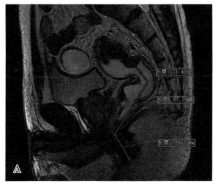
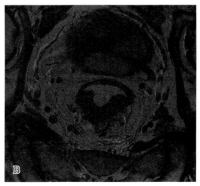

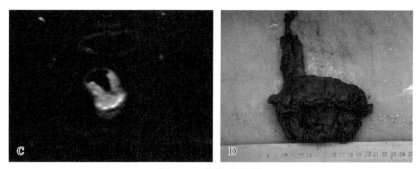

图 4-2　高位直肠癌

A. T$_2$ 矢状位高位直肠癌，病变下缘距离肛缘约 11.8cm；B. 肿瘤位于直肠后壁；

C. DWI 图上病变呈明显高信号；D. 术后大体标本

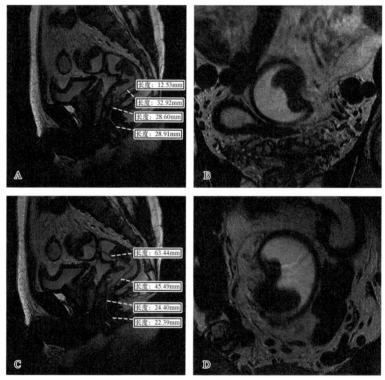

图 4-3　中、高位直肠癌

A、B. 中位病变，位于直肠左壁；C、D. 高位病变，位于直肠右壁

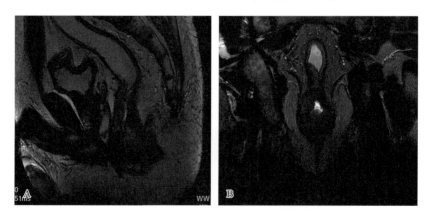

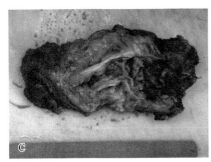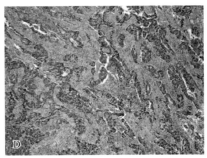

图 4-4　低位直肠癌，累及肛管

A、B.分别示矢状位和冠状位病变位置；C、D.分别示术后标本和病理镜下

关于肿瘤部位对直肠癌的病理学特征及分期的影响尚无统一看法。不同部位直肠癌临床病理特征不同，低位直肠癌 TNM 分期更晚，更易发生局部淋巴结转移，预后也更差。肿瘤距肛缘的距离是影响患者预后的独立危险因素，特别是在低位直肠癌中尤为明显。但也有研究认为，不同部位直肠癌 TNM 分期无明显差异。国内外多项研究也报道，不同部位直肠癌局部淋巴结转移情况无明显差异。

不同部位直肠癌在病理分期上未见显著性差异，低位直肠癌环周切缘阳性率较高。不同部位直肠癌发病年龄、手术时间、术后住院天数均存在显著性差异。相比中高位直肠癌，低位直肠癌术后并发症发生率更高，预防性造瘘可减少低位直肠癌术后吻合口瘘的发生。

（二）临床表现

1. 症状　直肠癌早期无明显症状，癌肿影响排便或破溃出血时才出现症状。多数表现为直肠刺激症状，包括便意频繁，排便习惯改变；便前肛门有下坠感、里急后重、排便不尽感，晚期有下腹痛。癌肿破溃出血表现为大便表面带血及黏液，甚至有脓血便。肿块导致肠狭窄，表现为癌肿侵犯致肠管狭窄，大便进行性变细，当造成肠管部分梗阻后，有腹痛、腹胀、肠鸣音亢进等不全性肠梗阻表现。

癌肿侵犯周围组织或转移远处器官引起相应症状，如侵犯前列腺、膀胱，可出现尿频、尿痛、血尿。如侵犯阴道，可出现阴道异常分泌物。如侵犯骶前神经，可出现骶尾部持续性剧烈疼痛。

局部症状出现的频率依次为：便血 80%～90%、便频 60%～70%、便细 40%、黏液便 35%、肛门痛 20%、里急后重 20%、便秘 10%。

2. 体征　60%～70% 能在直肠指诊时触及肿物。因此，直肠指诊是诊断低位直肠癌最重要的体格检查，凡遇直肠刺激症状、便血、大便变细等均应采用。

指诊应记录肿物的方位、大小、硬度、形状、与肛缘的距离以及指套染血情况。有经验的外科医师能从肿物的固定程度判断其深度：容易和黏膜一起被推动的提示未浸润至肌层；尚能与肠壁一起被推动的提示已浸润肌层，但未穿透肠壁；固定于盆腔的提示已累及肠壁外周围结构。如果肿瘤位于前壁，男性患者应注意肿物与前列腺的关系，女性患者应注意与阴道的关系，必要时经阴道指诊明确。

少数患者会出现腹股沟淋巴结肿大。由于齿状线上下淋巴引流的特点不同，直肠癌罕见转移到腹股沟淋巴结。腹股沟淋巴结肿大多见于累及齿状线以下的直肠癌，提示肿瘤可能含有鳞癌成分。

并发症或晚期体征：肠梗阻可表现为腹部膨隆、肠鸣音亢进；肝转移可表现为肝大、黄疸、移动性浊音；晚期可表现为营养不良或恶病质。

3. 辅助检查

（1）直肠指诊（digital examination of rectum）：肛门和直肠触诊通常被称为肛诊或直肠指诊，是简单而重要的临床检查方法，对及早发现肛管、直肠癌意义重大。据统计 70% 左右的直肠癌可在直肠指诊时被发现。无论男女，肛门和下段直肠都可以触诊。男性可以通过直肠前壁触及前列腺的后部，女性可以触及子宫颈和子宫后表面。直肠指诊可作为胃肠、泌尿、妇科或神经系统检查的一部分。可能需要直肠指诊的症状和临床情况包括：直肠出血（痔、裂缝、炎性肠病、肿瘤）；肠道习惯改变（肿瘤、便秘、炎性肠病）；缺铁性贫血患者；肛门肿块（痔、直肠脱垂、肿瘤）；男性的泌尿症状：尿滴沥、排尿踌躇、夜尿（前列腺疾病——良性或恶性）；膀胱或肠道功能障碍（神经疾病）；评估妇科肿瘤、盆底疾病；作为创伤患者评估的一部分。

常用体位见图 4-5 和表 4-3。直肠指诊时应注意以下几个步骤：①右手戴手套涂以润滑液，首先进行肛门周围指诊，检查肛管有无肿块、压痛，皮肤有无疣状物，有无外痔等。②测试肛门括约肌的松紧度，正常时直肠仅能伸入 1 指并感到肛门环缩。在肛管后方可触到肛管直肠环。③检查肛管直肠壁有无触痛、波动感、肿块及狭窄，触及肿块时要确定大小、形状、位置、硬度及能否推动。④直肠前壁距肛缘 4～5cm，男性可扪及直肠壁外的前列腺，女性可扪及子宫颈，不要误诊为病理性肿块。⑤根据检查的具体要求，必要时做双合诊检查。⑥抽出手指后，观察指套有无血迹或黏液，若有血迹而未触及病变，应行乙状结肠镜检查。

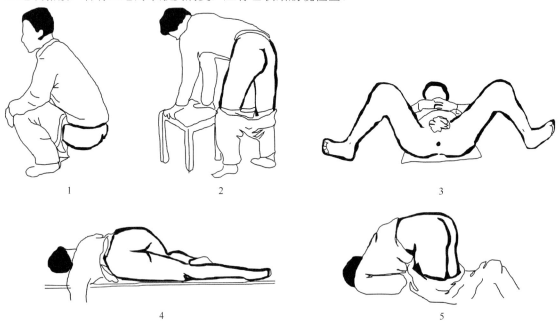

图 4-5 直肠指诊常用体位示意图

1～5 分别为蹲位、弯腰前俯位、截石位、左侧卧位和膝胸位

表 4-3 直肠指诊常用体位及要点

常用体位	要点
左侧卧位	患者向左侧卧位，左下肢略屈，右下肢屈曲贴近腹部，是直肠指诊、结肠镜检查常用的体位
膝胸位	患者双膝跪于检查床上，头颈部及胸部俯卧，双前臂屈曲于胸前，臀部抬高，是检查直肠肛管的常用体位，肛门部显露清楚，肛镜与硬式乙状结肠镜插入方便，亦是前列腺按摩的常规体位
截石位	患者仰卧于专门的检查床上，双下肢抬高并外展，屈髋屈膝，是直肠肛管手术的常用体位，需要做双合诊检查时亦选择该体位
蹲位	取下蹲排便姿势，用于检查内痔、脱肛和直肠息肉等。蹲位时直肠肛管承受压力最大，可使直肠下降 1～2cm，因而可见到内痔和脱肛最严重的情况
弯腰前俯位	双下肢略分开站立，身体前倾，双手扶于支撑物上，该方法是肛门视诊最常见的体位

直肠指诊可发现的直肠肛管内的常见病变及表现见表4-4。直肠指诊还可发现直肠肛管外的一些常见疾病如前列腺炎、盆腔脓肿、急性附件炎、骶前肿瘤等；如在直肠膀胱陷凹或直肠子宫陷凹触及硬结，应考虑腹腔内肿瘤的种植转移。

表4-4 直肠指诊可发现的直肠肛管内的常见病变及表现

常见病变	表现
痔	内痔多较柔软，不易扪及，如有血栓形成，可扪及硬结，有时有触痛、出血
肛瘘	沿瘘外口向肛门方向延伸，双合诊常可扪及条索状物或瘘内口处小硬结
直肠息肉	可扪及质软可推动的圆形肿块，多发息肉则可扪及大小不等的质软肿块，移动度大的息肉多可扪及蒂部
肛管、直肠癌	在肛管或示指可及的直肠内可扪及高低不平的硬结、溃疡、菜花状肿物，肠腔可有狭窄，指套上常有脓血和黏液
直肠脱垂	触诊直肠腔内是否空虚，初步判定有无直肠黏膜脱垂

（2）实验室检查：直肠癌没有敏感而且特异的实验室检查。

1）粪便隐血：由于其经济性，可作为结、直肠癌的初筛手段，阳性者再做进一步检查。

2）肿瘤标志物（tumor marker）：是由肿瘤细胞本身合成、释放，或是机体对肿瘤细胞反应而产生或升高的一类物质。肿瘤标志物存在于血液、细胞、组织或体液中，反映肿瘤的存在和生长，通过化学、免疫学及基因组学等方法测定肿瘤标志物，对肿瘤的诊断、疗效和复发的监测、预后的判断具有一定的价值。肿瘤标志物主要包括蛋白质类、糖类、酶类和激素类肿瘤标志物。直肠癌患者在诊断时、治疗前、评价疗效时、随访时可检测外周血CEA、CA19-9；疑有肝转移者，建议检测AFP；疑有腹膜、卵巢转移者，建议检测CA12-5。

A. 蛋白质类肿瘤标志物

①甲胎蛋白（alpha fetoprotein，AFP）是在胎儿早期由肝脏和卵黄囊合成的一种血清糖蛋白。出生后，AFP的合成很快受到抑制。当肝细胞或生殖腺胚胎组织发生恶性病变时，有关基因重新被激活，使原来已丧失合成AFP能力的细胞又重新开始合成，以致血中AFP含量明显升高。因此，血中AFP浓度检测对诊断肝细胞癌及滋养细胞恶性肿瘤有重要的临床价值。参考值：$<25\mu g/L$（RIA、CLIA、ELISA）。

②癌胚抗原（carcinoembryonic antigen，CEA）是一种富含多糖的蛋白复合物。早期胎儿的胃肠道及某些组织均有合成CEA的能力，但妊娠6个月以后含量逐渐降低，出生后含量极低。CEA是一种广谱性肿瘤标志物，可在多种肿瘤中表达，脏器特异性低，在临床上主要用于辅助诊断恶性肿瘤、判断预后、监测疗效和肿瘤复发等。血清CEA表达水平是目前结直肠癌术前诊断、分期、指导治疗和预测复发转移中最常用、最有价值的肿瘤标志物。参考值：$<5\mu g/L$（RIA、CLIA、ELISA）。CEA缺乏对早期结直肠癌的诊断价值，仅45%的结直肠癌患者初诊时升高。大量研究表明结直肠癌患者的血清CEA水平与肿瘤分期呈正相关，Ⅰ、Ⅱ、Ⅲ、Ⅳ期的血清CEA阳性率分别约为25%、45%、75%和85%，因此CEA主要用于评估肿瘤负荷和监测术后复发。CA19-9的临床意义与CEA相似。

B. 糖脂肿瘤标志物检测

①糖类抗原19-9（carbohydrate antigen 19-9，CA19-9）属低聚糖肿瘤相关抗原，为一种新的肿瘤标志物，为细胞膜上的糖脂质，分子量$>1000kDa$，是迄今报道的对胰腺癌敏感性最高的标志物。在血清中它以唾液黏蛋白形式存在，分布于正常胎儿胰腺、胆囊、肝、肠和正常成年人胰腺、胆管上皮等处，是存在于血液循环的胃肠道肿瘤相关抗原。正常值$<37.00U/ml$，轻度升高可见于消化道炎症；明显升高可见于消化道肿瘤，有助于胰腺癌、大肠及直肠癌的诊断。直肠癌的阳性

率为30%～50%。但无早期诊断价值，对早期患者的敏感度仅为30%。

②癌抗原12-5（cancer antigen 12-5，CA12-5）是临床上用于监测、筛查和辅助诊断肿瘤和相关性疾病的常用肿瘤标志物。CA12-5是由体腔上皮细胞分泌的一种糖蛋白抗原，其含量高低与卵巢上皮癌的分期呈高度相关性。对卵巢上皮癌的敏感度可达约70%。其他非卵巢恶性肿瘤（如宫颈癌、宫体癌、子宫内膜癌、胰腺癌、肺癌、胃癌、结直肠癌、乳腺癌）也有一定的阳性率。

C. 微卫星不稳定性状态和错配修复基因表达：微卫星是指细胞基因组中以少数几个核苷酸（多为1～6个）为单位串联重复的DNA序列，又称短串联重复（short tandem repeat，STR）。DNA错配修复基因异常时，微卫星出现的复制错误无法被纠正而不断累积，使得微卫星序列长度或碱基排列异常，称为微卫星不稳定性（microsatellite instability，MSI），同时导致基因组呈现高突变表型，进而肿瘤发生风险增加。错配修复基因主要包括 *MLH1*、*MSH2*、*MSH6* 和 *PMS2*。MSI状态和MMR表达是预测直肠癌在内的泛瘤种免疫检查点抑制剂效果的指标之一。目前主要以多重荧光PCR毛细管电泳技术为主的方法进行MSI的检测。根据微卫星的状况不同可将患者分为3种，即高度微卫星不稳定性（MSI-H）、低度微卫星不稳定性（MSI-L）和微卫星稳定（microsatellite stable，MSS）。通常采用美国国家癌症研究所推荐的5个微卫星位点进行检测，当≥2个微卫星位点显示MSI，即可诊断为MSI-H；1个微卫星位点显示MSI，可诊断为MSI-L；没有任何位点显示MSI，即MSS。《结直肠癌及其他相关实体瘤微卫星不稳定性检测中国专家共识》指出MSI检测可作为林奇综合征初筛手段，MSI是Ⅱ期结直肠癌预后因子及辅助化疗疗效预测因子；推荐所有结直肠癌患者均应进行MSI状态筛查。

D. *ras* 基因突变和 *BRAF* 基因突变检测：KRAS和NRAS是由RAS家族成员基因编码的两种GTP酶蛋白，参与表皮生长因子受体（epidermal growth factor receptor，EGFR）的信号转导，调控细胞生长、分化、增殖和存活。40%～50%的结直肠癌患者存在KRAS点突变；3.8%的结直肠癌存在NRAS基因点突变。目前其检测运用最普遍的方法是通过设计引物和探针进行PCR检测。

BRAF 基因是RAF原癌基因家族的成员之一，位于 *ras* 基因下游，是RAS-RAF-MEK激酶通路上的关键成员。亚洲结直肠癌患者的 *BRAF* 突变率为5.4%～6.7%，转移性结直肠癌患者的 *BRAF* 基因突变约90%为 $BRAF^{V600E}$ 突变。目前运用最普遍的也是PCR检测。根据多项研究结果表明，*BRAF* 基因状态对评估直肠癌患者的预后具有指导性意义，且伴有 $BRAF^{V600E}$ 突变的直肠癌患者预后更差，生存时间更短。因此，《结直肠癌分子标志物临床检测中国专家共识》推荐检测结直肠癌患者的 $BRAF^{V600E}$ 突变，用于制订个体化治疗方案、帮助诊断林奇综合征以及评估患者的预后。

对于所有mCRC患者，均推荐在综合治疗前行常规分子标志物检测（*ras* 基因突变、*BRAF* 基因突变、MSI状态/MMR表达），根据结果制订个体化治疗方案；推荐对于所有临床怀疑林奇综合征的患者，检测MSI状态/MMR表达进行遗传筛查。对于临床上怀疑诊断家族性息肉病、林奇综合征和色素沉着息肉综合征等家族遗传性疾病者，推荐行相关遗传易感性基因的胚系突变检测。对于结直肠癌患者，推荐对经手术切除或活检的原发病灶或转移灶组织标本行相关分子标志物的蛋白质表达水平检测，以帮助判定肿瘤的来源和类型。

（3）扩散与转移

1）直接浸润：癌肿首先直接向肠壁深层浸润性生长，向肠壁纵轴浸润发生较晚。癌肿浸润肠壁一圈需1.5～2年。直接浸润可穿透浆膜层侵入邻近脏器如子宫（图4-6）、膀胱等中、下段直肠癌由于缺乏浆膜层的屏障作用，易向四周浸润，侵入附近脏器如前列腺、精囊腺、阴道、输尿管等中。

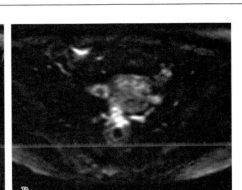

图 4-6　直肠癌侵及子宫

A. 横轴位 T_2WI，示直肠前壁肿瘤，向前侵犯子宫后壁，分界不清；B. 横轴位 DWI，病变呈高信号，与子宫后壁分界不清

2）淋巴结转移：是主要的扩散途径（图 4-7）。上段直肠癌向上沿直肠上动脉、肠系膜下动脉及腹主动脉周围淋巴结转移。发生逆行性转移的现象非常少见。如淋巴液正常流向的淋巴结发生转移且流出受阻时，可逆行向下转移。下段直肠癌（以腹膜反折为界）以向上方和侧方转移为主。大宗病例报道（1500 例）发现肿瘤下缘平面以下的淋巴结阳性者 98 例（6.5%）；平面以下 2cm 仍有淋巴结阳性者仅 30 例（2%）。齿状线周围的癌肿可向上、侧、下方转移。向下方转移可表现为腹股沟淋巴结肿大。

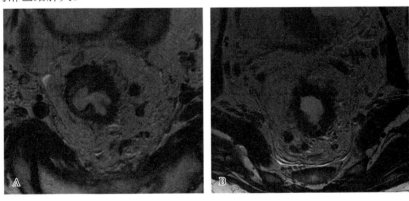

图 4-7　直肠癌伴直肠系膜内淋巴结转移

A. 直肠癌病变左侧直肠系膜内转移淋巴结；B. 直肠癌病变右后方直肠系膜内转移淋巴结

3）血行转移：癌肿侵入静脉后沿门静脉转移至肝；也可由髂静脉转移至肺、骨和脑等。直肠癌手术时有 10%～15% 的病例已发生肝转移；直肠癌致肠梗阻和手术时的挤压，易造成血行转移（图 4-8）。

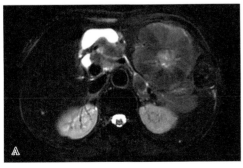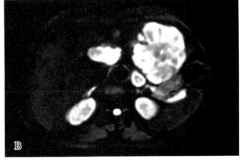

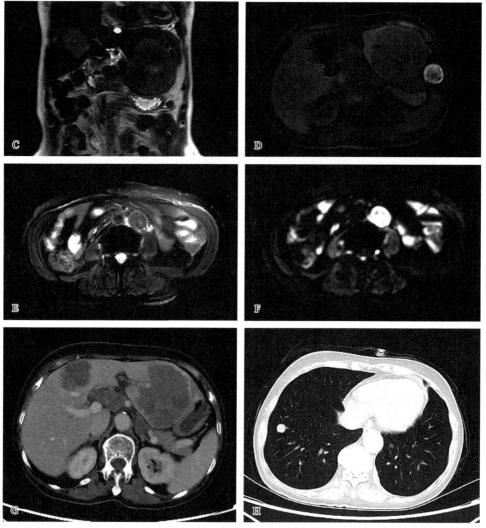

图 4-8　直肠癌伴肝脏、腹膜后淋巴结及肺内多发转移

A～D. 肝内转移灶，呈长 T_1、等 T_2、DWI 高信号；E、F. 腹膜后肿大淋巴结；

G. CT 增强扫描后肝内转移灶呈环形强化；H. 肺内转移灶，呈边缘光滑的结节

4）种植转移：直肠癌种植转移的机会较小，上段直肠癌可发生种植转移。

三、检 查 方 法

中国临床肿瘤学会（CSCO）推荐直肠癌检查方法，包括直肠指诊、内镜及多种影像学检查，见表 4-5。

表 4-5　CSCO 推荐直肠癌检查方法

目的	Ⅰ级推荐	Ⅱ级推荐	Ⅲ级推荐
诊断	全结肠镜检查＋活检 肛门指诊	乙状结肠镜检查＋活检 经肛门肿物活检 钡剂灌肠 盆腔平扫及增强 CT	
分期诊断-原发瘤 （肠镜确诊者）	盆腔高分辨率 MRI 经直肠超声	盆腔平扫及增强 CT	

续表

目的	Ⅰ级推荐	Ⅱ级推荐	Ⅲ级推荐
分期诊断-远处转移（肠镜确诊者）	胸部/腹部/盆腔增强 CT	腹部/盆腔平扫及增强 MRI 及胸部平扫 CT 血清癌胚抗原 CA19-9	胸部 X 线 腹盆超声
分期诊断（CT 不能确诊肝转移瘤）	腹部平扫及增强 MRI	肝脏细胞特异性造影剂增强 MRI	肝脏超声造影

（一）内镜检查

根据检查范围不同，内镜检查分为肛门镜检查、乙状结肠镜检查和结肠镜检查。门诊常规检查时可用肛门镜检查，操作方便，不需肠道准备。乙状结肠镜在中国使用较少。结肠镜在肠道准备充分的情况下可以观察自肛门至回盲部的全部大肠，并可早期处理癌前病变（如腺瘤）和定期筛查结直肠癌，使肠癌的发病率约降低 56%，死亡率降低 66%，这种保护作用可持续 17～22 年。由于多数肠癌在 50 岁以后发生，推荐 50 岁接受第一次结肠镜，有肠癌家族史者应提前到 40 岁。

结肠镜通过活检取得病理学诊断，是制订治疗方案的依据。已诊断的直肠癌在手术治疗前也必须行结肠镜检查，因为结直肠癌有 5%～10% 为多发癌。术前梗阻无法行结肠镜者，术后 6 个月内应检查梗阻近端以排除多源癌。

（二）影像学检查及表现

直肠癌获得病理诊断以后需要进一步评估临床分期，用于评估预后和制订治疗方案。常用的影像学检查方法包括腔内超声、MRI、CT 及 PET/CT。经直肠超声检查通过将超声探头置入直肠，可以清晰地分辨 5 层回声信号。对 5000 多例直肠癌的荟萃分析显示，腔内超声对 T 分期的敏感度为 81%～96%，特异度为 91%～98%。盆腔平扫加增强 MRI 不但能评估肿瘤浸润肠壁深度、淋巴结是否转移，而且能准确分辨直肠系膜筋膜是否受累。强烈推荐盆腔 MRI 为直肠癌患者诊断方法；对于直肠系膜筋膜（mesorectal fascia，MRF）的判断，盆腔高分辨率 MRI 是最优方法。直肠癌临床 T 分期诊断，直肠内置超声及 MRI 皆优于 CT，T_2 及以下分期直肠内置超声优于 MRI。胸腹盆腔平扫加增强 CT 主要用于评估多发于肝、肺的远处转移。肝、肺多数大于 1cm 的病变可以通过 CT 准确判定是否转移。盆腔 CT 对软组织的分辨力不如 MRI。患者存在 MRI 扫描禁忌证，建议行盆腔平扫及增强 CT。全身 PET/CT 主要被推荐用于两种情况：①已有淋巴结转移的结直肠癌；②术后检查怀疑复发转移。目前，结肠癌和直肠癌的影像学分型以及相应的表现并未严格区分，故本书也将其放在一起进行讲解。

1. X 线

（1）早期癌表现：主要分为息肉隆起型和表浅型，具体表现见表 4-6。

表 4-6　早期结直肠癌的分型和表现

分型	表现	亚型	X 线表现
息肉隆起型（Ⅰ型）	向腔内突起的充盈缺损，边界清晰，圆形或分叶状	Ⅰp 型	多为 10～30mm，病变可随体位移动，移动程度与蒂的长短有关
		Ⅰs 型	分叶状、结节状，基底部可形成切迹
表浅型（Ⅱ型）	肿块不明显，病灶较平坦或略微高出正常黏膜或形成浅表凹陷	扁平隆起型（Ⅱa 型）	隆起的高度较低、大小多为 6～20mm，边界较为清晰，表面不甚光滑
		平坦型（Ⅱb 型）	很难显示
		凹陷型（Ⅱc 型）	小龛影
		混合型（即 Ⅱa+Ⅱc 型）	隆起型病变内可见小龛影

早期结直肠癌在形态上常与结直肠的良性病变较为相似，特别是无蒂病变的鉴别常存在一定困难。无蒂病变是指形态类似 Is、IIa、IIa+ IIc、IIc 等的病变，一般认为无蒂病变较有蒂者恶性程度高。对于无蒂病变，除病变的大小外，注意以下表现有助于良恶性的鉴别：①病变的起始部较为平缓者恶性程度高；②病变的整体形态，椭圆形和类圆形者、较长短径不均者恶性程度高；③表面呈结节状者较分叶状者恶性程度高；④对于伴有中心凹陷的无蒂病变，凹陷面无结构者较凹陷面可见黏膜样结构者恶性程度高；⑤出现黏膜皱襞集中者多为恶性，常表示癌肿在黏膜下层或深层浸润；⑥病变的侧面像显示肠管变形，对于良恶性鉴别和浸润深度的诊断有很大帮助。

（2）进展期癌表现：病变区结肠袋影消失，有充盈缺损，肠狭窄，黏膜紊乱、破坏及溃疡形成，肠壁僵硬不能扩张；病变多呈局限性生长，与正常肠管分界清楚，见表 4-7。

表 4-7 进展期结直肠癌的分型和 X 线表现

分型	表现
结节型 （Borrmann I）	①钡剂灌肠造影表现主要为充盈缺损 ②早期仅限于肠壁一侧，呈不规则类圆形和分叶状，表面不规则，若表面有溃疡，可见龛影 ③病变处肠壁平直僵硬，局部肠袋消失 ④气钡双对比造影可清楚地显示突出于肠腔内的软组织肿块和病变处肠壁僵硬不能扩张 ⑤病变多在 2～3cm 以上，大者可达 8cm ⑥黏膜像常见黏膜纹破坏、变平或不规则大突起，有些可出现浅表溃疡
溃疡局限型 （Borrmann II）	①伴有周围边界清楚环堤的溃疡型肿物 ②位于腔内，可为圆形、椭圆形或不规则扁平形 ③大小不等，常见为 1.5cm 以上，巨大者可为 6～7cm ④狭窄的两端为边界清楚的环堤，环堤外缘边界清楚，与周围肠壁多呈直角或锐角，中央的管腔狭窄段为癌性溃疡所形成的癌性隧道
浸润溃疡型 （Borrmann III）	①病灶的边缘不锐利，环堤较为低矮，环堤外缘呈较大的斜坡状，与周围肠壁成钝角，分界不清，更易于向肠壁外浸润生长，部分环堤出现破溃 ②溃疡的边缘亦可见向周边破溃而不完整，肿瘤周围常伴有黏膜的粗大结节和巨大皱襞，表现为黏膜皱襞的集中和类似黏膜下肿瘤所见
弥散浸润型 （Borrmann IV）	①主要位于直肠、乙状结肠和降结肠，常表现为范围较长的管腔狭窄 ②与溃疡型癌相比，本型大肠癌狭窄段的黏膜相对较为光滑，肠壁增厚程度较均匀 ③肠管局部扩张受限，病变部分与正常肠管截然分开，近端肠管可扩张 ④其他少见表现：回肠末段受侵、肠套叠、并发穿孔、并发肠梗阻、多发癌或癌与腺瘤同时存在：占结直肠癌的 4%～6%

2. CT CT 扫描可以观察直肠腔内、腔外及邻近结构，能了解有无转移，具有快速及容积扫描等特点，具有横断面影像及良好的密度分辨率，能准确测量直肠壁厚度、估计病变与腹部及盆腔器官的关系。CT 在显示直肠周围脂肪受侵上的敏感度、特异度和准确度分别为 100%、78.7% 和 86.8%。可借助其良好的密度分辨率清楚地显示肿瘤的腔外侵犯和远处转移，并显示侵犯的范围和程度，从而指导临床治疗。

直肠癌在多层螺旋 CT 上显示为局限性软组织密度肿块，或为环形、半环形直肠壁增厚，肿块通常密度均匀，但当体积较大时，可见低密度的缺血坏死区。注射对比剂后肿块可呈明显强化。CT 不能分辨肠壁各层，对脂肪的轻微浸润不敏感，因此术前对 T 分期的诊断存在一定局限性，对 T_1 和 T_2 期的判断不如 T_3、T_4 期准确。CT 能够很好地显示直肠肿瘤与周围脏器关系及远处转移，通过大范围薄层扫描结合增强扫描，观察有无肝脏转移、淋巴结远处转移及腹膜腔种植。

（1）早期癌表现：平扫 CT 主要表现为肠壁增厚，肠腔轻微狭窄或无明显狭窄；增强扫描增厚管壁明显强化。主要分型及其表现见表 4-8。

表 4-8　早期结直肠癌的 CT 分型和表现

分型		表现
隆起型（Ⅰ型）	Ip 型：病变基底有明显的蒂	
	Isp 型：病变基底有亚蒂	
	Is 型：无蒂	
平坦型（Ⅱ型）	Ⅱa 型：表面隆起	
	Ⅱb 型：表面平坦，仿真内镜难以显示或显示局部黏膜紊乱	
	Ⅱc 型：表面凹陷	
	侧向发育型：病变最大径在 10mm 以上	

（2）进展期癌表现：肠壁明显增厚，呈局限性或环形增厚，管腔不同程度狭窄，外缘浸润性改变，出现邻近组织结构的侵犯或淋巴结、远处脏器的转移，具体表现见表 4-9。

表 4-9　进展期结直肠癌的表现

		表现
原发性肿瘤	肠壁增厚	直接征象
	肠壁异常强化	明显强化：普通腺癌
		密度低、强化不均匀：黏液腺癌或印戒细胞癌
	腔内肿块	肿块凸向腔内
	肠狭窄	肿块占位或肠壁皱缩
	癌性溃疡	缺血坏死所致
浆膜及邻近器官受侵	外缘呈结节状或锯齿状、短硬毛刺状，是肿瘤侵出浆膜的可靠依据	累及子宫、阴道、膀胱、前列腺、精囊腺等邻近脏器
转移	淋巴结转移	直肠系膜内，直肠系膜外
	远处转移	肝脏：类圆形低密度结节及肿物，可伴钙化，增强呈环形或"牛眼"样强化
		双肺：大小不等类圆形结节及肿物
	种植转移	卵巢：卵巢克鲁肯贝格（Krukenberg）瘤
		腹膜、网膜、肠系膜、腹水

3. MRI　是临床常用的评价直肠肿瘤的影像学方式，其特点是软组织分辨力高、没有射线损伤。快速自旋回波序列（fast spin echo，FSE）T_2WI，可清晰分辨直肠壁的分层结构，充分显示解剖细节，反映病变组织成分差异，是直肠癌 MRI 检查的主要序列之一（图 4-9）。高分辨率 T_2 加权像可以提高直肠解剖结构的清晰度。其扫描要点包括 3mm 薄层、无脂肪抑制的轴位扫描、方向与肿瘤所在肠壁纵轴垂直。矢状位、冠状位扫描起补充作用，包括当肿瘤位于冗长弯曲肠管时、评估淋巴结形状及位置时、评估肿瘤与邻近盆腔结构的关系时的多方位观察。鉴别息肉样肿瘤、病灶曾经治疗过、小的直肠肿瘤，为显示清楚需要填充剂灌肠，而肿瘤较大、低位直肠肿瘤也可以不需要灌肠。

正常的直肠环形肌在 T_2WI 中呈均匀低信号，如此环完整，表示肿块未突破肌层，为 $T_1 \sim T_2$ 期，其中只侵犯到黏膜下层而环形肌未受累者定为 T_1 期；仅环形肌受侵，周围脂肪层完整者为 T_2 期。若肠周脂肪层中断或肠腔外出现不规则的锯齿状或波浪状突起浸入周围脂肪层，或者其他斑点、条索、结节状甚至团块状影突入肠周脂肪等表现，为直肠癌 T_3 期。T_4 期为肿块浸润至盆壁或其他器官。

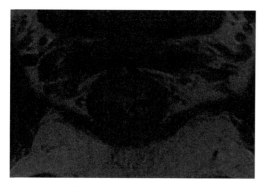

图 4-9 直肠壁 T_2WI 图像

正常肠壁 T_2WI 上由内到外分别为低信号的黏膜层、高信号的黏膜下层、低信号的肌层、周围高信号的脂肪层（直肠系膜）

肿瘤本身呈等/稍长 T_1、等/稍长 T_2 信号。若肿瘤含黏液成分或印戒细胞则呈长 T_2 信号。增强扫描肿瘤呈明显强化，黏液腺癌或印戒细胞癌呈不均匀强化。肿瘤在 DWI 序列上呈高信号。

肝转移瘤在平扫图像中转移灶呈长 T_1、长 T_2 信号。增强扫描肝动脉期及门静脉早期呈周边强化的低信号灶，小转移瘤可均匀强化，静脉及延迟期呈肝转移周边强化减弱，等于或低于正常肝实质信号，病灶表现为均匀低信号灶或靶环状低信号灶。

4. 超声

（1）经腹超声：肿物呈低回声，肠腔内气影呈强回声核心，环形生长的肿瘤，其切面与肠道长轴垂直时，声像图上显示为圆形低回声区中有强回声核心，称为靶征（target sign），切面偏斜时，肿块与核心变为长圆形，酷似肾的声像图，称为假肾征（pseudokidney sign）。肝转移、淋巴结转移等呈现相应的表现。

（2）经直肠超声检查（TRUS）：在评价直肠癌 T 分期中具有一定的优势，特别在判断直肠周围组织的侵犯时敏感度可达 90%，高于 MRI 和 CT。但该项检查有较多的局限性，如当发生管腔狭窄时，操作无法正常进行；当肿瘤的发生部位较高时，也无法准确评估；另外，其客观性相对较差，完全依赖检查者的经验。

正常直肠壁厚 2～4mm，不超过 5mm。正常直肠壁腔内超声可显示为 5 层结构，自腔内向腔外各层见表 4-10。

表 4-10 正常经直肠超声检查的表现

层数	回声	对应结构
第 1 层	等回声	直肠黏膜与探头界面产生，包括黏膜浅层
第 2 层	低回声	黏膜深层
第 3 层	强回声	黏膜下层
第 4 层	低回声	固有肌层
第 5 层	强回声	浆膜及浆膜下组织或肠周脂肪组织腔内超声能显示直肠壁的各层结构

美国癌症联合委员会（AJCC）和国际抗癌联盟（UICC）已制定了直肠癌超声术前分期，前面加"U"代表超声分期，可分为 4 期，见表 4-11。

表 4-11 直肠癌超声术前分期

分期	表现
UT_1 期	肿瘤局限在黏膜层及黏膜下层，即不破坏第二条高回声带
UT_2 期	肿瘤侵及固有肌层，但局限于直肠壁内，即破坏第二条高回声带，声像图显示肌层增厚或中断是肌层受侵的直接证据
UT_3 期	肿瘤穿透肠壁侵及周围组织（纤维脂肪组织），即第三条高回声带破坏，提示肿瘤侵及肠壁外组织
UT_4 期	肿瘤侵及邻近器官（阴道、前列腺等），即所侵犯周围脏器的正常边缘回声带消失，与肿瘤无分界

腔内超声的优势是频率提高且声束与病灶垂直，声像图质量明显发生改善，减少了伪像。能清楚显示直肠壁（黏膜层、黏膜肌层、黏膜下层、肌层、浆膜层及周围组织）的解剖结构，如果

上述组织界面超声分级的完整性被破坏，则提示肿瘤侵犯了这些部位。对直肠病变的分期诊断具有明显的优势。应用线阵面更易于确定病灶下缘并测量肿瘤下缘至肛缘的距离，为选择手术方式提供依据。

但其也有一定的局限性。只能探查距离肛缘 8～10cm 的肿瘤。如果直肠肿瘤致使管腔狭窄，则腔内超声无法进行，对高位直肠病变或直肠狭窄者探查较为困难。不能辨别直肠筋膜内、外的淋巴结。不能判断超声探头探测范围之外的淋巴结转移情况。

5. PET/CT　结直肠癌在 CT 上可表现为局限性腔内软组织肿块影，肠壁局限性或全周性增厚；^{18}F-FDG PET 显像于相应部位可见放射性浓聚影。一般 CT 显示肿瘤密度较均匀，如果肿瘤较大可因缺血坏死而出现局灶性低密度影；病灶内的坏死区 ^{18}F-FDG PET 显像可见放射性缺损影，如果坏死区太小，^{18}F-FDG PET 难以分辨。肿瘤常呈分叶状且不对称。如扫描平面与肠管长轴平行可见管状肠管有局限性壁增厚，与邻近正常肠管分界清楚。如管壁呈环形增厚，在横断面上呈炸面包圈征。黏液腺癌 CT 显示密度较低，肿瘤钙化相对多见；肿瘤对 ^{18}F-FDG 的浓聚程度与肿瘤细胞内的黏液含量有关，黏液成分越多，摄取 ^{18}F-FDG 的量越少，甚至 ^{18}F-FDG PET 显像无明显放射性浓聚。因此，部分结直肠黏液腺癌 ^{18}F-FDG PET 显像可出现假阴性。

^{18}F-FDG PET/CT 显像对结直肠癌原发病灶的检出灵敏度高，但 ^{18}F-FDG PET/CT 全身显像的主要临床应用价值在于能同时评价肿瘤与周围组织的关系，局部有无淋巴结转移，其他脏器有无浸润破坏或转移，全面了解病变的累及范围，进行准确的临床分期，为临床选用合理的治疗方案提供科学依据。对于手术治疗前及手术治疗后的患者，明确转移灶的有无及数量、全面了解病变的全身累及范围、准确进行临床分期对选择治疗方案具有重要意义；特别是对于血清 CEA 升高，而临床纤维肠镜、B 超、CT、MRI 等检查又找不到病灶者，^{18}F-FDG PET/CT 更具优势；由于恶性肿瘤的转移灶与原发病灶具有相似的代谢特点，均表现为高代谢病灶，而且注射一次 ^{18}F-FDG 就可以进行全身显像检查。因此，PET/CT 全身显像不仅能早期检出肿瘤原发病灶，而且能全面了解病变全身的累及范围，为临床准确分期、选择恰当的治疗方案提供客观依据。

值得注意的是，病灶太小、部分黏液腺癌、囊腺癌及印戒细胞癌等可出现假阴性结果；增生活跃的结肠腺瘤、肉芽肿及某些感染性病灶可出现假阳性。部分患者结直肠可出现不同程度的沿肠管走行的生理性放射性浓聚影，对于出现局限性生理性浓聚的患者局部延迟显像有助于鉴别诊断。通常对于怀疑结直肠癌的患者，在注射 ^{18}F-FDG 前口服泛影葡胺对比剂有助于 CT 对肠道的观察。必要时可进行肠镜检查及活组织病理检查以明确诊断。

四、鉴　别　诊　断

直肠疾病可分为炎症和非炎症两大类。

（一）炎症

1. 炎性肠病　本病可以出现腹泻、黏液便、脓血便、大便次数增多、腹胀、腹痛、消瘦、贫血等症状，伴有感染者尚可有发热等中毒症状，与癌的症状相似，结肠镜检查及活检是有效的鉴别方法（图 4-10）。

2. 痔　一般多为无痛性便血，血色鲜红不与大便相混合，直肠癌便血常伴有黏液而出现黏液血便和直肠刺激症状。对便血患者必须常规行直肠指诊，亦可辨别这两种疾病。

3. 肠结核　在我国较常见，好发部位为回肠末端、盲肠及升结肠，累及直肠者少见。常见症状为腹痛，腹泻、便秘交替出现，部分患者可有低热、贫血、消瘦、乏力，腹部肿块与癌症形状相似。但肠结核患者全身症状更加明显，如午后低热或不规则发热、盗汗、消瘦乏力，须注意鉴别。

4. 血吸虫性肉芽肿　少数病例可癌变。结合血吸虫感染病史，粪便中虫卵检查，以及钡剂灌肠和纤维结肠镜检查及活检可以帮助鉴别。

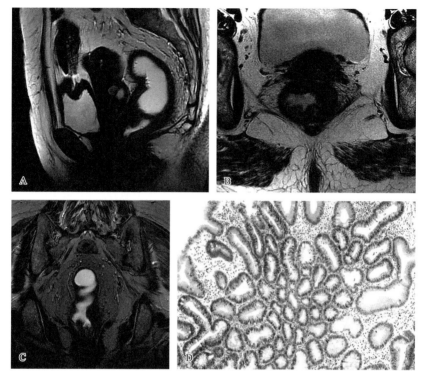

图 4-10　直肠炎症 MRI 及病理图像

直肠下段肠壁局限性增厚，未累及肛管。A～C. 分别为矢状位、横轴位和冠状位 T_2WI，

可见直肠下段左侧壁占位性病变；D. 病理镜下图片。术后病理证实为炎症

5. 阿米巴肉芽肿　可有肠梗阻症状或查体时扪及腹部肿块与结肠癌相似。本病患者行粪便检查时可找到阿米巴滋养体及包囊，钡剂灌肠检查常可见巨大的单边缺损或圆形切迹。

6. 阿米巴肠炎　症状为腹痛、腹泻，病变累及直肠可伴里急后重。粪便为暗红色或紫红色血液及黏液。肠炎可致肉芽及纤维组织增生，使肠壁增厚，肠狭窄，易误诊为直肠癌，纤维结肠镜检查及活检为有效鉴别手段。

（二）非炎症

可归纳为新生物和非新生物，良性新生物有腺瘤性息肉、家族性息肉病、增生或幼年性息肉、平滑肌瘤、脂肪瘤、血管瘤等。恶性新生物为癌及肉瘤，以及盆腔肿瘤浸润直肠。非新生物有痔核、肛裂及少见的子宫内膜异位症等。

1. 肛瘘　常由肛窦炎而形成肛周脓肿所致。患者有肛周脓肿病史，局部红肿疼痛，与直肠癌症状差异较明显，鉴别比较容易。

2. 直肠息肉　主要症状是便血，有些患者还可有脓血样便，钡剂灌肠检查可表现为充盈缺损，行结肠镜检查并取活组织送病理检查是有效的鉴别方法（图 4-11）。

3. 直肠腺瘤　主要是由于炎症引起的或是基因突变的因素，长期影响刺激生长出来的腺瘤性息肉（图 4-12）。体积大者可能会造成肠梗阻，还有便血加重及大便形状改变，症状与癌相似。利用影像学检查，特别是高清 MRI 能够鉴别腺瘤与癌。

4. 直肠平滑肌瘤　症状为便血、便秘等。直肠平滑肌瘤是发生于直肠下段，起源肠壁固有肌层，少数在黏膜肌层的良性肿瘤，可由血管平滑肌、立毛肌及肠壁或阴囊的平滑肌发展而来。黏膜平滑肌瘤体积较小，多数情况下无症状，为肠镜检查时偶然发现，依靠结肠镜检查可做出诊断。

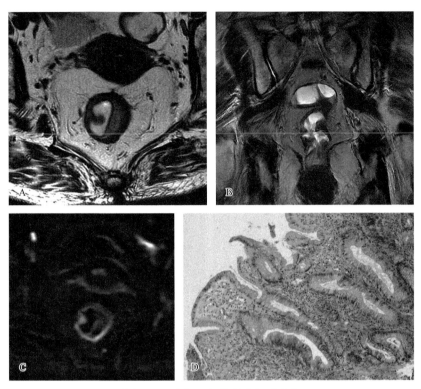

图 4-11 直肠下段带蒂隆起型病变

黏膜下层和肌层信号完整。A、B. 横轴位和冠状位 T_2WI，可见左侧壁带蒂病变；C. 横轴为 DWI，
病变呈稍高信号；D. 病理镜下图。术后病理证实为息肉

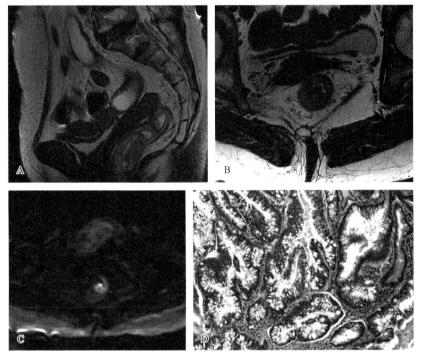

图 4-12 直肠下段隆起型病变（腺瘤）

A～C. 分别为矢状位、横轴位 T_2WI 和横轴位 DWI 图像，病变位于直肠下段，
呈隆起型病变，DWI 呈高信号；D. 病理镜下图。术后病理证实为低级别腺瘤

5. 直肠神经鞘瘤　原发于胃肠道者较罕见，一般预后良好，但亦存在复发转移的风险。临床表现一般由肿瘤本身的占位效应引起，无特异性表现。多表现为腹痛或黑便，其他症状包括腹胀、消瘦及咯血等。其影像无特异性表现，在 T_1WI 上表现为与肌肉等信号。

6. 直肠淋巴瘤　好发于回肠末端、盲肠及升结肠，也可发生于降结肠及直肠（图 4-13）。淋巴瘤与癌的病史及临床表现方面相似，但由于黏膜相对比较完整，出血较少见。鉴别诊断主要依靠结肠镜下的活组织检查，以明确诊断。

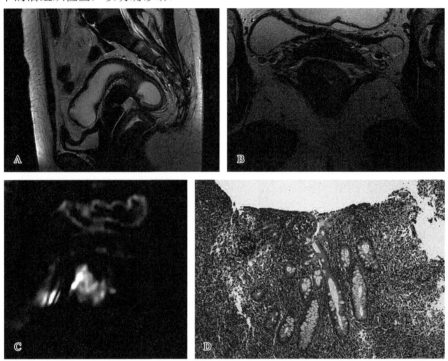

图 4-13　直肠下段隆起型病变（淋巴瘤）

A～C. 分别为矢状位、横轴位 T_2WI 和横轴位 DWI 图像，病变位于直肠下段、
右侧壁，DWI 呈高信号；D. 病理镜下图。术后证实为淋巴瘤

7. 间质瘤　起源于胃肠道间质卡哈尔细胞（interstitial Cajal cell，ICC）或与其同源的间质干细胞，是消化系统中最常见的梭形细胞肿瘤（图 4-14）。60% 的间质瘤有出血或囊变。直肠间质瘤是指起源于直肠间叶组织的独立肿瘤，占胃肠道间质瘤的 5%，肿瘤大小不等，直径为 0.8～20cm，可单发或多发，整个直肠及肛管均可发生，但多发生于中下段。根据其生长方式可分为腔内型、腔外型及壁间型。MRI 的组织对比性更佳，对病变的定位和定性更有效，能够与直肠癌进行良好区分。T_1WI 肿块实质部分多与肌肉信号相当，T_2WI 多呈高信号，其内可见坏死及出血信号。

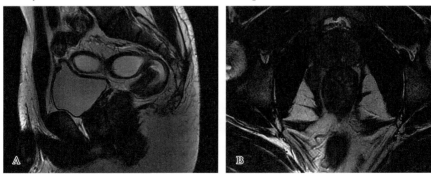

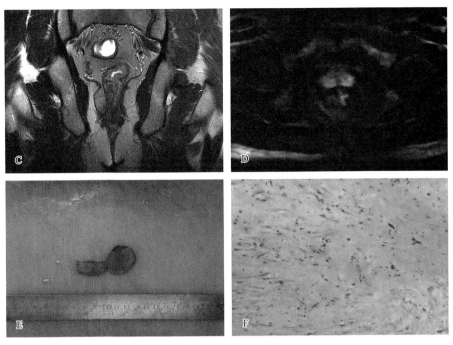

图 4-14　直肠下段占位性病变

A~D. 分别为矢状位、横轴位、冠状位 T_2WI 和横轴位 DWI 图像，病变位于直肠下段、
右侧壁，DWI 呈稍高信号；E. 术后病变大体图；F. 病理镜下图。术后证实为间质瘤

　　直肠间质瘤凸向直肠腔时，可引起大便习惯和形状的改变（如便频、便秘），累及黏膜时可出现便血，压迫尿道时可出现排尿困难等症状，严重者出现肠梗阻的表现，侵犯周围组织时会引起疼痛。

　　8. 子宫内膜异位症　较少见。子宫内膜组织生长在子宫腔以外的任何部位而引起的病变（图 4-15）。异位的子宫内膜组织呈现与月经周期相似的变化，刺激周围的组织充血、发炎、粘连。

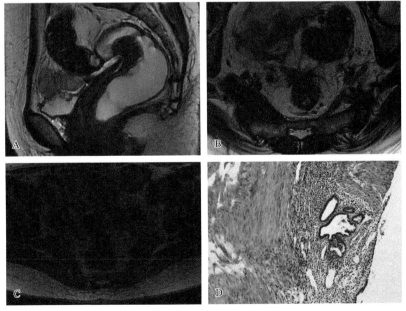

图 4-15　直肠中上段异常信号

术后证实为子宫内膜异位症。A~C. 分别为矢状位、横轴位 T_2WI 和横轴位 T_1WI，
病变位于直肠中上段；D. 病理镜下图。累及腹膜反折

异位的内膜组织，在每次的月经周期也会剥离，剥离下来的内膜无法顺着阴道排出体外，而是在体内不断累积。

五、直肠癌 TNM 分期

TNM 分期是诊断与治疗结直肠癌的基石，由美国癌症联合委员会（AJCC）在 1986 年首次提出，该分期主要是从 T（tumor，肿瘤）、N（node，淋巴结）、M（metastasis，转移）三个维度来综合评估结直肠癌的发展阶段（表 4-12，表 4-13）。

表 4-12　直肠癌 TNM 分期（NCCN 版）

原发性肿瘤（T）		
	T_x	原发性肿瘤无法评价
	T_0	无原发性肿瘤证据
	T_{is}	原位癌，黏膜内癌（肿瘤侵犯黏膜固有层但未突破黏膜肌层）
	T_1	肿瘤侵犯黏膜下层（肿瘤突破黏膜肌层但未累及固有肌层）
	T_2	肿瘤侵犯固有肌层
	T_3	肿瘤穿透固有肌层到达结直肠旁组织
	T_{4a}	肿瘤穿透脏腹膜（包括肉眼可见的肿瘤部位肠穿孔，以及肿瘤透过炎症区域持续浸润到达脏腹膜表面）
	T_{4b}	肿瘤直接侵犯或附着于邻近器官或结构
局部淋巴结（N）		
	N_x	局部淋巴结无法评价
	N_0	无局部淋巴结转移
	N_1	有 1～3 枚局部淋巴结转移（淋巴结中的肿瘤直径 ≥ 0.2mm），或无局部淋巴结转移，但存在任意数目的肿瘤结节（tumor deposit，TD）
	N_{1a}	有 1 枚局部淋巴结转移
	N_{1b}	有 2～3 枚局部淋巴结转移
	N_{1c}	无局部淋巴结转移，但浆膜下、肠系膜内或无腹膜覆盖的结肠/直肠周围组织内有肿瘤结节
	N_2	有 4 枚以上局部淋巴结转移
	N_{2a}	有 4～6 枚局部淋巴结转移
	N_{2b}	有 ≥ 7 枚局部淋巴结转移
远处转移（M）		
	M_x	远处转移无法评价
	M_0	影像学检查无远处转移，即远隔部位和器官无转移肿瘤存在的证据（该分类不应该由病理科医师来判定）
	M_1	存在 1 个或多个远隔部位、器官或腹膜的转移
	M_{1a}	远处转移局限于单个远离部位或器官，无腹膜转移
	M_{1b}	远处转移分布于 2 个及以上的远离部位或器官，无腹膜转移
	M_{1c}	腹膜转移，伴或不伴其他部位或器官转移

注：1. T_{is}：包括肿瘤细胞局限于腺体基底膜（上皮内）或黏膜固有层（黏膜内），未穿过黏膜肌层到达黏膜下层。

2. T_{4b}：T_{4b} 的直接侵犯包括穿透浆膜侵犯其他肠段，并得到镜下诊断的证实（如盲肠癌侵犯乙状结肠）或者位于腹膜后或腹膜下肠管的肿瘤，穿破肠壁固有肌层后直接侵犯其他的脏器或结构，如降结肠后壁的肿瘤侵犯左肾或侧腹壁，或者中下段直肠癌侵犯前列腺、精囊腺、宫颈或阴道。肉眼观察到肿瘤与邻近器官或结构粘连分期为 cT_{4b}，若显微镜下该粘连处未见肿瘤存在则分期为 pT_3。

3. TD：淋巴结有转移时，肿瘤种植的结节数目不纳入淋巴结计数，而是单独列出。

表 4-13　直肠癌 TNM 分期（2020 版 CSCO 指南）

原发性肿瘤（T）	
T_1	肿瘤侵犯黏膜下层
T_2	肿瘤侵犯固有肌层
T_3	肿瘤穿透固有肌层并累及浆膜下层（浆膜覆盖段）或侵犯直肠系膜（无浆膜覆盖段）或内外括约肌间隙（累及肛管时） 根据肿瘤侵入直肠系膜部分与固有肌层的垂直距离分为：T_{3a}（<1mm），T_{3b}（1～5mm），T_{3c}（5～15mm），T_{3d}（>15mm）
T_{4a}	肿瘤侵犯脏腹膜（浆膜覆盖段）
T_{4b}	肿瘤侵犯邻近脏器或结构
局部淋巴结（N）	
N_x	局部淋巴结无法评价
N_0	无局部淋巴结转移
N_1	有 1～3 枚局部淋巴结转移（淋巴结中的肿瘤直径≥0.2mm），或无局部淋巴结转移，但存在任意数目的肿瘤结节（TD）
N_{1a}	有 1 枚局部淋巴结转移
N_{1b}	有 2～3 枚局部淋巴结转移
N_{1c}	无局部淋巴结转移，但浆膜下、肠系膜内，或无腹膜覆盖的结肠/直肠周围组织内有肿瘤结节
N_2	有 4 枚以上局部淋巴结转移
N_{2a}	有 4～6 枚局部淋巴结转移
N_{2b}	有≥7 枚局部淋巴结转移
远处转移（M）	
M_x	远处转移无法评价
M_0	影像学检查无远处转移，即远隔部位和器官无转移肿瘤存在的证据（该分类不应该由病理医生来判定）
M_1	存在一个或多个远隔部位、器官或腹膜的转移
M_{1a}	远处转移局限于单个远离部位或器官，无腹膜转移
M_{1b}	远处转移分布于两个及以上的远离部位或器官，无腹膜转移
M_{1c}	腹膜转移，伴或不伴其他部位或器官转移

（一）影像学诊断标准

根据 UICC/AJCC TNM 分期（2017 年第 8 版），适用于原发于结直肠的病理类型为腺癌、鳞状细胞癌、高级别神经内分泌癌的肿瘤。

（二）T 分期

根据肿瘤侵犯直肠壁的深度判断其 T 分期（表 4-14，图 4-16）。由于直肠特殊的解剖结构（缺乏浆膜层，肌层下为直肠系膜，以及腹膜反折的存在，见图 4-17），其分期较结肠分期有所差别。

表 4-14　直肠癌 T 分期（未累及肛管）

分期	表现
T_1	肿瘤侵犯黏膜下层
T_2	肿瘤侵犯固有肌层
T_3	肿瘤穿透固有肌层并侵犯浆膜下层（浆膜覆盖段）或侵犯直肠系膜（无浆膜覆盖段）或内外括约肌间隙根据肿瘤侵入直肠系膜部分与固有肌层的垂直距离分为：

分期	表现
T₃	3a（<1mm）
	3b（1～5mm）
	3c（5～15mm）
	3d（>15mm）
T₄	4a：肿瘤侵犯脏腹膜（浆膜覆盖段）
	4b：肿瘤侵犯邻近脏器或结构

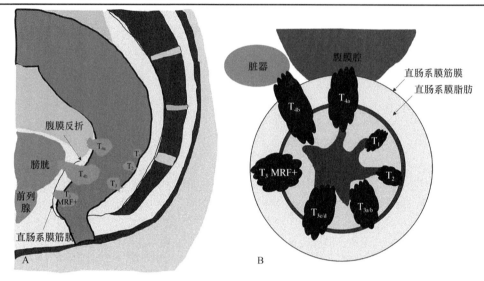

图 4-16　直肠癌 T 分期示意图

A.矢状位示意图；B.横轴位示意图

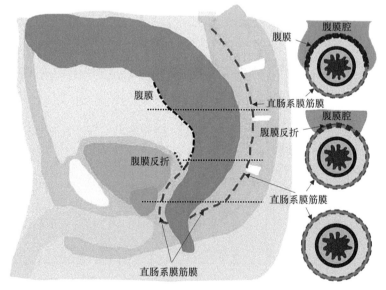

图 4-17　腹膜反折、直肠系膜筋膜及腹膜与直肠肠管的解剖学关系示意图

1.T₁ 期肿瘤　可见病灶下方低信号的肌层和其外高信号的脂肪层，层次结构清楚，或可见隆起的肿瘤位于高信号的黏膜、黏膜下层和低信号的肌层之间，其肌层无增厚，层次清楚（图 4-18，图 4-19）。

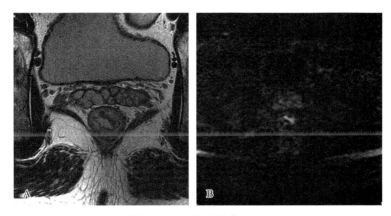

图 4-18　T₁ 期直肠癌（一）

A. 横轴位 T₂WI；B. 横轴位 DWI。病变局限于黏膜层/黏膜下层

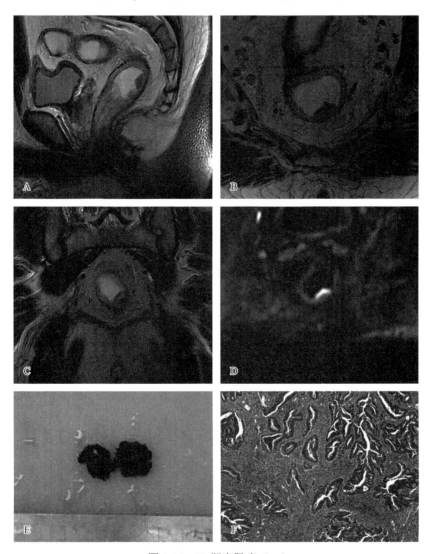

图 4-19　T₁ 期直肠癌（二）

A～D. 分别为矢状位、横轴位、冠状位 T₂WI 和横轴位 DWI；E、F. 病理图。

中段隆起型病变，局限于黏膜下层，未累及肌层，肌层信号完整

2. T₂ 期肿瘤 可见肿瘤已侵及肌层，肿瘤下方低信号的肌层可见不规则增厚，信号不均匀，但其外的脂肪层结构仍清晰（图 4-20，图 4-21）。

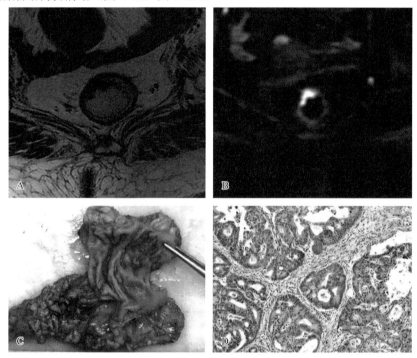

图 4-20　T₂ 期直肠癌（一）

A、B. 分别为横轴位 T₂WI 和 DWI；C、D. 病理图。右前壁异常信号累及肌层，但未突破肌层

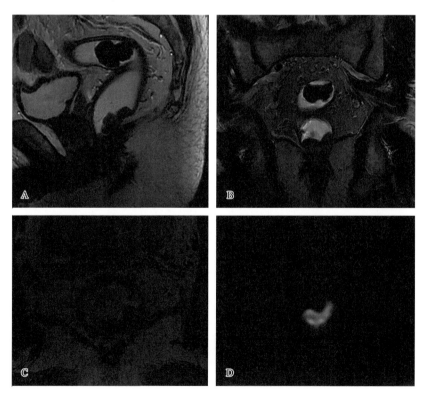

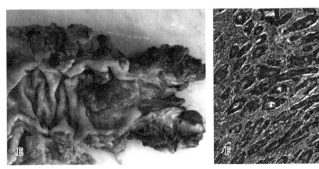

图 4-21　T_2 期直肠癌（二）

A～D. 分别为矢状位、冠状位、横轴位 T_2WI 和横轴位 DWI。E. 术后病理大体图；
F. 镜下图下段隆起型病变。病变累及肌层，但未突破肌层

3. T_3 期肿瘤　在 MRI 上已穿破低信号的肌层，进入其外的脂肪层。通常由于肿瘤的侵及，该区域的肌层结构层次已模糊，有明显的增厚，可见附近脂肪组织内的不规则异常信号，或可见肿瘤组织已累及筋膜，使筋膜增厚（图 4-22，图 4-23）。

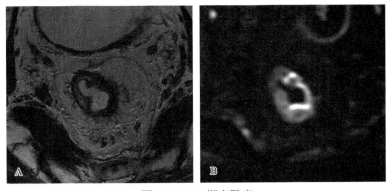

图 4-22　T_{3a} 期直肠癌

A. 横轴位 T_2WI；B. 横轴位 DWI。病变穿透肌层浸润直肠系膜，浸润深度＜1mm

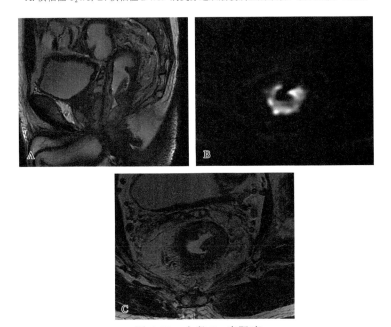

图 4-23　中段 T_{3b} 直肠癌

A. 矢状位 T_2WI；B. 横轴位 DWI；C. 横轴位 T_2WI。穿透肌层，浸润深度＜5mm

4. T_4 期肿瘤 在 MRI 上表现为肿瘤呈不规则状，软组织肿块已穿破筋膜，累及直肠周围组织，如精囊腺、子宫、卵巢组织结构等（图 4-24，图 4-25）。

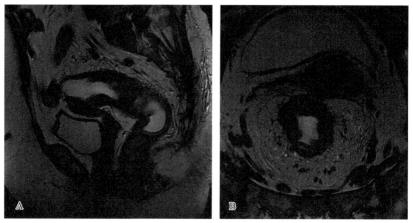

图 4-24　T_{4a} 期直肠癌

A. 矢状位 T_2WI；B. 横轴位 T_2WI。肿瘤位于腹膜反折以上，累及前方腹膜，导致其增厚

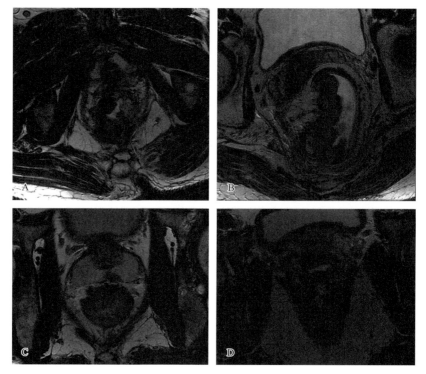

图 4-25　T_{4b} 期直肠癌

A. 肿瘤累及右侧肛提肌；B. 肿瘤累及右侧精囊腺；C. 肿瘤累及前列腺；D. 肿瘤累及阴道

　　肛管本身包括内、外括约肌，内、外括约肌之间充填脂肪成分，称为内、外括约肌间隙，外括约肌向上延伸为肛提肌（图 4-26）。肿瘤侵犯深度决定了手术方式，特别是保肛与否，这决定了患者术后的生存质量。

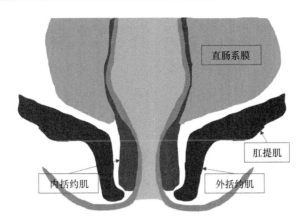

图 4-26 肛管的解剖学结构

由于肛管独特的解剖学结构和病理特点，累及肛管的直肠癌 T 分期不同于未累及肛管的直肠癌（表 4-15，图 4-27，图 4-28）。

表 4-15 累及肛管时直肠癌 T 分期

分期	表现
T_1	肿瘤局限于肠壁内但未侵犯肠壁全层
T_2	肿瘤侵至固有肌层及内括约肌全层
T_3	肿瘤侵至肠系膜内或内外括约肌间隙，但未见侵犯周围结构及器官
T_4	肿瘤侵至外括约肌、肛提肌、周围结构或器官

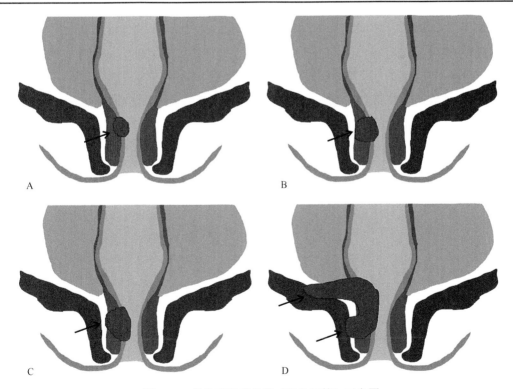

图 4-27 低位直肠癌分期（累及肛管）示意图

A.肿瘤局限于肠壁内但未侵犯肠壁全层；B. 肿瘤侵至固有肌层及内括约肌全层（为穿透内括约肌层）；

C.肿瘤穿透内括约肌层但未累及邻近结构；D. 肿瘤累及外括约肌或肛提肌。箭头所示为肿瘤

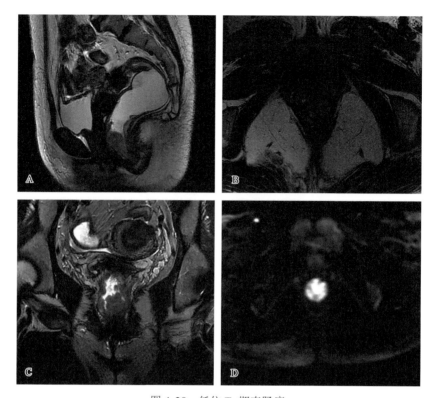

图 4-28　低位 T_2 期直肠癌

A～D. 分别为矢状位、横轴位、冠状位 T_2WI 和横轴位 DWI。病变累及左侧内括约肌，未穿透肌层

（三）N 分期

1. N 分期依据　目前转移淋巴结条件尚未达成一致，主要依据包括：淋巴结短径＞8mm，形态不规则、边界不清楚、信号不均匀（表 4-16，图 4-29）。N 分期标准取决于直肠系膜内淋巴结转移个数（表 4-17）。

表 4-16　直肠系膜内淋巴结诊断要点

转移淋巴结依据	诊断要点
可疑淋巴结条件	短径＞8mm
	短径为 5～8mm +2 个以下可疑状态
	短径＜5mm+3 个以下可疑状态
可疑状态	形态不规则或边缘模糊
	信号不均匀
	圆形（纵横比接近 1）

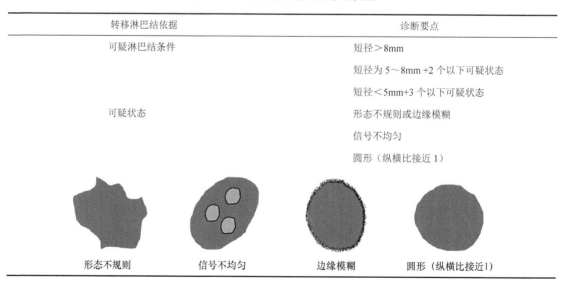

形态不规则　　　　信号不均匀　　　　边缘模糊　　　　圆形（纵横比接近1）

表 4-17　直肠癌 N 分期标准

分期	描述
N_x	局部淋巴结无法评价
N_0	无局部淋巴结转移
N_1	有 1～3 枚局部淋巴结转移（淋巴结中的肿瘤直径≥0.2mm），或无局部淋巴结转移，但存在任意数目的肿瘤结节（TD）
N_{1a}	有 1 枚局部淋巴结转移
N_{1b}	有 2～3 枚局部淋巴结转移
N_{1c}	无局部淋巴结转移，但浆膜下、肠系膜内或无腹膜覆盖的结肠/直肠周围组织内有肿瘤结节
N_2	有 4 枚以上局部淋巴结转移
N_{2a}	有 4～6 枚局部淋巴结转移
N_{2b}	有≥7 枚局部淋巴结转移

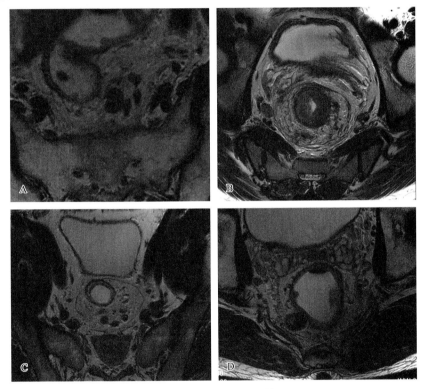

图 4-29　直肠癌淋巴结转移

转移淋巴结短径较大，信号不均匀，边缘模糊，形态不规则。A. 直肠左后方转移淋巴结，短径＞8mm 且内部信号欠均匀；
B. 侧方淋巴结转移，短径＞8mm；C. 直肠系膜内直肠后方转移淋巴结；D. 直肠系膜内直肠右后方转移淋巴结

　　目前诊断淋巴结的最常用影像学检查是磁共振，磁共振检查可以利用对软组织良好显影能力来对淋巴结进行非常好的显示。恶性淋巴结由于肿瘤细胞侵入增殖，体积一般较大，良性淋巴结较小。淋巴结内部信号和边缘特征也可以用来评价淋巴结受累情况，恶性淋巴结内部肿瘤细胞增殖破坏淋巴结内部结构，导致信号不均匀，同时淋巴结内肿瘤组织坏死区域或与转移性腺癌相对应的细胞外黏蛋白也会导致淋巴结内部信号不均匀。肿瘤部分或完全代替淋巴结正常结构会导致淋巴结变形，不完全受累淋巴结的淋巴结外延伸会导致周围包膜的不规则性，导致淋巴结边缘呈分叶、毛刺和模糊；良性淋巴结边缘光滑、锐利，内部信号均匀，形态规则。

　　DWI 是 MRI 最常用的功能磁共振，可以反映组织内水分子扩散情况，恶性肿瘤由于细胞异

质性高及细胞密集导致水分子弥散受限，其衡量水分子弥散受限的指标 ADC 值对病变的良恶性具有提示意义。DWI 诊断的基础是组织内水分子的弥散情况，但是良恶性淋巴结由于一些非特异性改变导致良恶性淋巴结的 ADC 值之间有重叠。良性淋巴结内发生的局部纤维化、淋巴滤泡或窦组织细胞过度增生等，会导致淋巴结内部结构发生改变，组织细胞间隙减小，从而导致水分子弥散受限，ADC 值减低；同时，恶性淋巴结由于肿瘤组织侵犯、快速增生，会发生坏死和囊变，导致水分子弥散运动活跃，ADC 值增大。除此之外，ADC 值还易受多种因素的影响，如组织压及灌注速率、感兴趣区域（ROI）、b 值和设备的差异性，甚至患者体温等都会导致 ADC 的变异性。这些因素限制了 DWI 在良恶性淋巴结上的鉴别能力。

除此之外，钆磷维塞（gadofosveset）、超小超顺磁性氧化铁（USPIO）等特异性淋巴结 MRI 对比剂可以提高淋巴结诊断的准确性，但目前并没有实际应用于临床。

2. 淋巴结微转移　微转移是指非血液系统恶性肿瘤在发展过程中肿瘤细胞播散至机体其他任何组织器官，用常规临床和病理方法不能检测出的微小癌灶（<2mm）。临床上多根据预后意义的不同将微转移分为孤立性肿瘤细胞（ITC）和微转移（MM）两类，前者是指直径<0.2mm，呈单个或小簇肿瘤细胞群，无增殖活性和间质反应等浸润征象；后者是指直径为 0.2～2.0mm，伴增殖活性和间质反应等浸润征象。第七版 AJCC 癌症分册则倾向于将小于 0.2mm 的肿瘤细胞簇视为 ITC 而非真正的微小转移。由于目前大多数微转移检测方法并不能准确区分 ITC 和 MM，因此我们在研究中所指的微转移很少对 ITC 和 MM 加以区分。

微转移检测可以预测复发、评估预后、精确 TNM 分期和指导辅助治疗。微转移来源于原发病灶，常无任何临床表现，能够逃避机体的免疫监视并最终发展成肉眼可见的病变。常规检查方法如 CT、MRI 及普通病理检查等均难以发现。微转移的研究有利于精确分期，更加合理地指导治疗和判定预后。未来的药物研究和临床检测应当更加关注微转移病灶。

3. 盆腔侧壁淋巴结　除直肠系膜内淋巴结外，盆腔内还有多组局部淋巴结，即盆腔侧壁淋巴结（图 4-30）。盆腔侧壁淋巴结，也称侧方淋巴结，包括乙状结肠远端系膜中的淋巴结（沿"骶前"肠系膜下血管和直肠上血管分布）、闭孔间隙中的淋巴结和髂内间隙中的淋巴结。

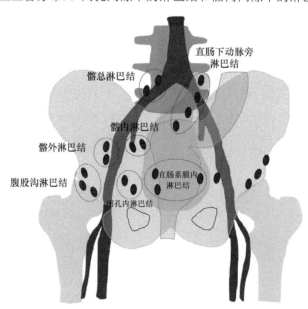

图 4-30　盆腔淋巴结分布情况

从目前解剖学相关研究的结果来看，侧方淋巴结是经由髂内、外动脉伴行的淋巴引流转移到直肠系膜以外的淋巴结。目前虽然关于侧方淋巴结转移属于局部淋巴结转移还是属于远处转移尚有争议，但侧方转移也意味着更容易出现远处转移，肿瘤生长时间也更长。

侧方淋巴结清扫中的局部淋巴结主要分为三部分：①腹主动脉分叉、髂总动脉、髂外动脉周围淋巴结（No.280、273、293）；②髂内动脉周围淋巴结（No.263：膀胱上动脉分叉部的中枢侧为 No.263p，末梢侧为 No.263d）；③闭孔内淋巴结（No.283）。在侧方淋巴结转移的治疗上，东西方观念具有明显差异，绝大多数欧美学者提倡 TME 手术联合新辅助放化疗（neoadjuvant chemoradiotherapy，nCRT）治疗直肠癌。然而，对于可切除中低位直肠癌，日本学者常规考虑行 TME+LLND（侧方淋巴结清扫）手术。

由于与手术相关的并发症发生率较高和肿瘤学效果未知，目前侧方淋巴结清扫仍是东西方学者争议的热点。然而，对于术前影像学显示淋巴结阳性的低于腹膜反折的直肠癌，一些学者提出了选择性、个体化的侧方淋巴结清扫策略：通过精准的解剖学结构、术前 nCRT 后的原发性肿瘤及阳性淋巴结的反应情况以及精确的术前影像学评估（如评估肿瘤浸润的深度、直肠系膜淋巴结转移情况及侧方淋巴结短径是否≥5mm 等），来决定是否行腹腔镜或机器人手术和保留盆腔自主神经术等个体化 LLDN 治疗方案。

4. No.253 淋巴结　位于肠系膜下动脉（inferior mesenteric artery，IMA）起始部和左结肠动脉起始部之间，属于主淋巴结（图 4-31）。No.253 淋巴结被认为是低位直肠癌的主淋巴结。低位直肠癌有发生 No.253 淋巴结转移的风险。低位直肠癌是否常规行 No.253 淋巴结清扫，目前仍存在诸多争议，且东西方观点有所不同。西方学者更强调全直肠系膜切除，保证直肠系膜的完整性是手术根治的关键，良好的 TME 手术质量可降低局部复发率。对于 T_2 以上的低位直肠癌，日本学者和我国学者除了强调全直肠系膜切除外，还注重对肠系膜下动脉根部淋巴结（即 No.253 淋巴结）的清扫（D3 根治术）。近年来，低位直肠癌是否常规行 No.253 淋巴结清扫的观点趋于统一：如怀疑 No.253 淋巴结转移，建议行新辅助放化疗，或术中行快速冰冻病理检查，如证实 No.253 淋巴结转移则进行彻底的清扫。对于分期在 T_2 以内的低位直肠癌，若术前检查和术中探查 No.253 淋巴结阴性则不作为低位直肠癌的常规清扫范围，因为在清扫 No.253 淋巴结时很容易损伤腰内脏神经和肠系膜下神经丛，造成术后泌尿生殖功能障碍。多数学者认为对于 T_2 以内

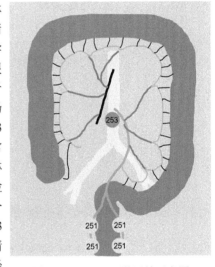

图 4-31　NO.253 淋巴结示意图

的低位直肠癌不常规行 No.253 淋巴结清扫，而对于 T_3 以上的低位直肠癌如术前检查怀疑 No.253 淋巴结发生转移，则更强调应行新辅助放化疗联合 TME 及 No.253 淋巴结清扫的 D3 根治术。

5. EMVI、IMVI、LVI 及 PNI　EMVI、IMVI、LVI 及 PNI 的出现被认为是预后不良的指标，与较差的生存率及无病复发率有关，目前对部分的认识仍存在争议性，影像学诊断也需要进一步完善。

（1）壁外血管浸润（extramural vascular invasion，EMVI）：被定义为"肠壁固有肌层外的血管内发现原发性肿瘤细胞存在"，是预后不良的独立指标。高分辨 MRI 的斜轴位 T_2WI 图像是对 EMVI 鉴别和评分的主要依据。当正常的低信号血管管腔被相邻肿瘤的中等强度或高 T_2 信号浸润，或者伴有管腔内不规则或结节样结构、管腔明显扩张等征象时，即可诊断为 EMVI 阳性。正常情况下，直肠壁外较大的血管呈匍匐状分布，这些血管在 T_2WI 上由于血管内血液流动造成信号缺失，亦称为流空现象。当直肠壁外血管管腔扩大，外廓不规则且流空现象消失为肿瘤信号代替，即可诊断为 EMVI。另外，较小的血管一般垂直穿入肠壁，当肿瘤直接浸润小血管根部，造成血管腔增宽时，同样可以诊断为 EMVI。为了更为准确地判断 EMVI，根据肿瘤外形，肿瘤周围是否存

在血管，受累血管管径、轮廓及信号的变化来进行评价。

目前，普遍采用 Smith5 级评分系统独立评估 mrEMVI 状态。0~2 分为 EMVI 阴性。3~4 分为 EMVI 阳性（图 4-32~图 4-36）。

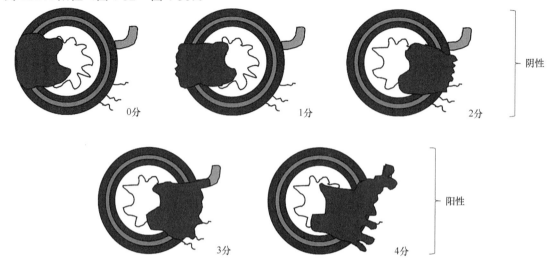

图 4-32　EMVI 评分标准示意图

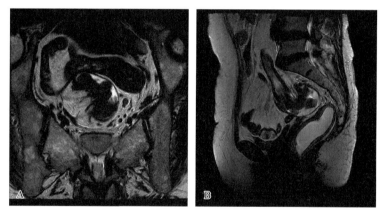

图 4-33　直肠上段癌伴 EMVI 评分 2 分

A. 横轴位 T_2WI；B. 矢状位 T_2WI，可见血管与病变相连，管腔未见扩张及异常信号

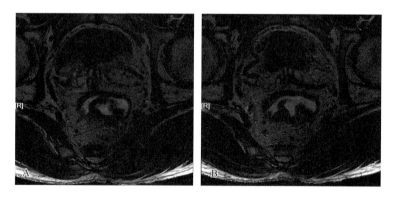

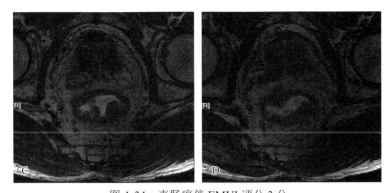

图 4-34　直肠癌伴 EMVI 评分 3 分

A～D. 连续 4 幅 T₂ 图像，可见血管与病变相连（右后壁），管腔扩张不明显，内见低信号

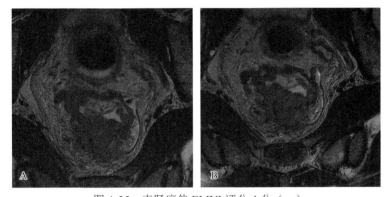

图 4-35　直肠癌伴 EMVI 评分 4 分（一）

A、B. 连续两幅 T₂ 图像，可见血管与病变相连（病变右前方），管腔扩张，内见等信号

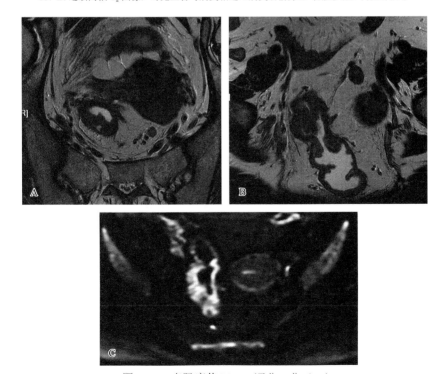

图 4-36　直肠癌伴 EMVI 评分 4 分（二）

A、B. 横轴位和冠状位 T₂WI，左前壁可见扩张血管与病变相连，内见等信号；C. DWI，受累血管因肿瘤侵入而呈高信号

（2）壁内血管浸润（intramural vessel invasion，IMVI）：仅限于黏膜下层和（或）肌肉层的血管，与壁外血管浸润有所区别，壁外血管浸润包括位于固有肌层之外的血管，即在肠周脂肪组织内。当肿瘤细胞存在于具有明确内皮衬里但缺乏厚（肌肉）壁的淋巴管中时，诊断为淋巴浸润（lymphatic invasion，LVI）。免疫组化分析，CD34 和 D2-40 表达情况可用于判断有无血管内癌栓和淋巴管内癌栓。

（3）神经周围浸润：静脉和淋巴管的浸润代表了转移性癌症扩散的经典途径。然而，沿着周围神经可能会看到另一种肿瘤浸润和癌症扩散的途径。神经周围浸润（perineural invasion，PNI）被描述为"在神经内、周围和通过神经"的肿瘤细胞浸润。如果在神经周围间隙中看到肿瘤细胞不是通过神经外膜浸润，而是围绕至少 1/3 的神经，也可以认为神经周围浸润是阳性。

PNI 是一种被严重低估的肿瘤转移途径，研究表明，PNI 与直肠癌术后复发以及不良预后相关。PNI 阳性的 II 期直肠癌患者预后与 III 期相似或更差，PNI 阳性的直肠癌患者可从术前新辅助放化疗中获益。因此术前准确判断 PNI 对治疗和预后均有重要意义。

（4）肿瘤结节（tumor deposit，TD）：被列入"N_{1c}"，定义为"结直肠周围或周围脂肪中存在单独的结节或恶性细胞沉积，排除存在淋巴、血管或神经的病变（图4-37~图4-39）。由于 TD 的出现常伴其他高风险因素，所以 TD 与较差的生存率与无病复发率相关。目前确诊 TD 主要依靠病理验证，仅仅依靠形态区别 TD 与淋巴结是不准确的。有学者认为 TD 与 EMVI 之间有着密切的联系，这一观点仍需进一步证实。

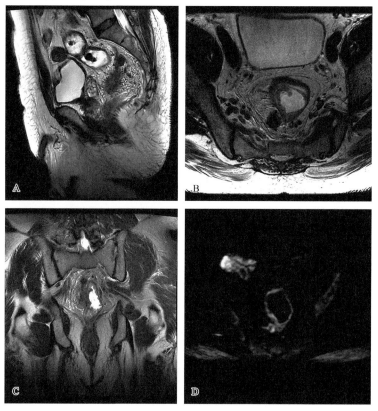

图 4-37　直肠癌伴直肠系膜内癌结节形成（一）

A～C. 分别为矢状位、横轴位和冠状位 T_2WI，可见直肠系膜内肠壁右后方结节样稍低信号，

信号欠均匀；D. DWI，病变呈高信号。术后病理证实为癌结节

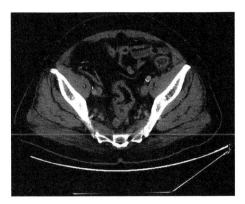

图 4-38 直肠癌伴直肠系膜内癌结节形成（二）

直肠系膜内肠壁右后方稍低密度结节，术后病理证实为癌结节

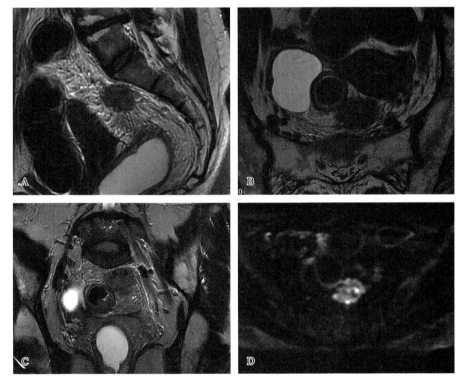

图 4-39 直肠癌伴直肠系膜内癌结节形成（三）

A～C. 分别为矢状位、横轴位和冠状位 T_2WI，可见直肠系膜内肠壁左后方不规则稍低信号，

信号欠均匀，边缘不规则；D. DWI，病变呈高信号。术后病理证实为癌结节

根据 NCCN 临床实践指南：直肠癌（2020.V1），结外肿瘤结节或卫星结节是指不规律分散的肿瘤沉积于结肠或直肠周围脂肪中，与肿瘤边缘不连续，也非淋巴结残留，但位于原发性肿瘤的淋巴引流区域内的病灶，并不计为被肿瘤侵犯的淋巴结。癌结节的形成机制尚未清楚，目前学者普遍认为癌结节的形成与淋巴结转移、神经侵犯和脉管侵犯有关，因为结直肠系膜组织含有丰富的血管、淋巴管，癌细胞离开原发病灶或转移灶进入血液循环系统形成循环肿瘤细胞，抵抗血液流变力、免疫细胞的杀伤和失巢凋亡等极其恶劣的生存环境后，存活下来形成转移灶或癌结节。Wünsch 等根据癌结节来源将其分为 5 种：脉管侵犯形成的癌结节、淋巴结转移形成的癌结节、神经鞘侵犯形成的癌结节、肠周癌结节、与原发性肿瘤连续生长的癌结节。由于肿瘤结节与 DFS（无病生存期）和 OS（总生存期）降低有关，所以肿瘤结节数量也应被记录在病理报告中。

6. CRM 的评估

（1）定义：1986 年，Quirke 等首次提出环周切缘的概念：环周切缘（circumferential resection margin，CRM）是指手术切除标本中无腹膜覆盖的部分。直肠癌环周切缘，是指直肠肿瘤浸润最深处与直肠系膜筋膜之间最短的距离，环周切缘＜1mm 为环周切缘阳性，反之为环周切缘阴性（图 4-40～图 4-42）。

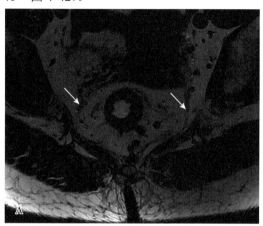
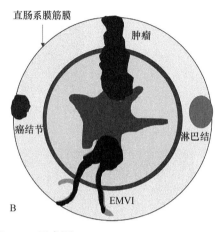

图 4-40　直肠系膜筋膜和 CRM 示意图

A. 直肠系膜筋膜（箭头所示）；B. 环周切缘示意图，可疑恶性淋巴结、癌结节、

肿瘤本身或壁外血管浸润与直肠系膜筋膜距离＜1mm 定义为 CRM 恶性

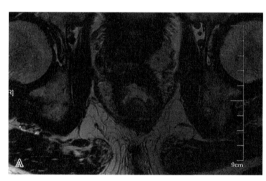
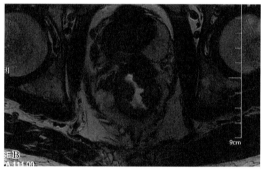

图 4-41　直肠癌 CRM 阳性（一）

A. 病变右侧可见扩张血管及血管内肿瘤信号，EMVI 评分 4 分；B. EMVI 与邻近 CRM 关系密切

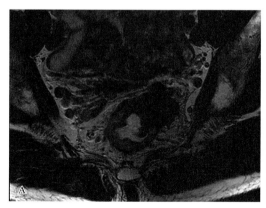
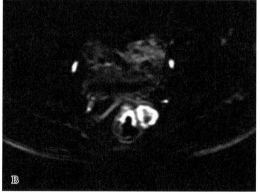

图 4-42　直肠癌 CRM 阳性（二）

A、B. 横轴位 T_2WI 和 DWI，可见病变左侧癌结节信号，与邻近 CRM 关系密切

（2）意义：早在 1986 年，Quirke 等研究发现 CRM 阳性患者的局部复发率为 85%，阴性患者的复发率为 3%。NCCN 直肠癌诊疗指南的病理学评估章节中，也强调了癌组织侵犯造成的 CRM 阳性更具有临床价值，尤其是新辅助化疗后仍出现 CRM 阳性，与局部复发密切相关。

（3）评估方式：主要依靠影像学检查。

1）MRI 对直肠癌术前 CRM 评估：MRI 作为一种无创性检查方法，具有高软组织分辨力、多方位及多参数成像的特点，同时高分辨相控阵线圈的发展及使用，可以清晰显示直肠癌肿侵及周围组织的程度，预测 CRM 受累与否。

2）ERUS 对直肠癌术前 CRM 评估：常规 ERUS 能够清晰分辨出直肠壁的 5 层结构，准确判断肿瘤浸润深度。Phang 等研究报道 ERUS 可显示直肠系膜筋膜（MRF），直肠周围系膜脂肪与盆壁脂肪之间的强回声界面相当于 MRF。

3）CT 对直肠癌术前 CRM 评估：螺旋 CT 图像能够显示直肠系膜及筋膜，直肠癌患者直肠系膜筋膜的密度高于正常人，直肠癌肠壁外膜受侵，病变侧直肠系膜筋膜密度显著升高。在 CT 轴位像上直肠系膜筋膜表现为直肠周围连续的弧形线状的菲薄的密度稍高软组织密度结构。

7. 直肠癌风险度分层　通过上述直肠癌诊断要点，根据 ESMO 2017 年指南的直肠癌风险度分层见表 4-18，判断风险度分层有利于制定治疗方案和评价预后。

表 4-18　直肠癌风险度分层

风险度	具备条件
极低度风险	T_1，$sm1cN_0$
低度风险	$T_1 \sim T_2$，中/高位 $T_{3a/b}N_0$（或高位 N_1），MRF−，EMVI−
中度风险	极低位 T_2，低/中/高位 $T_{3a/b}$，$N_1 \sim N_2$（非结外种植），MRF−，EMVI−
高度风险	极低位 T_3，低/中位 $T_{3c/d}$，$N_1 \sim N_2$（结外种植），MRF−，EMVI+
极高度风险	极低位 T_4，低/中/高位 T_3 并 MRF+，T_{4b}，侧方淋巴结 +

六、新辅助放化疗后再评估

nCRT 可以降低分期、缩小肿瘤及手术范围，减少局部复发，提高生存率。按照指南的要求，近年来接受 nCRT 治疗的直肠癌患者数量逐年增加。在指南中，肿瘤退缩分级（TRG）标准逐渐受到广泛关注。根据改良实体瘤疗效评价标准（mRECIST），目标病灶（动脉期增强显影）的直径总和缩小≥30% 被视为放化疗反应的一部分。Mandard 分级是常用的半定量评估肿瘤消退的方法之一，可分为 5 个等级：mrTRG1 级，肿瘤完全消退；mrTRG2 级，纤维组织为主的病灶内癌细胞极少残留（难以发现或镜下发现）；mrTRG3 级，纤维化反应超过癌细胞，可有黏液存在；mrTRG4 级，癌细胞超过纤维化反应；mrTRG5 级：癌细胞几乎无消退。

（一）MRI 评价直肠癌新辅助放化疗

1. 常规 MRI 对 nCRT 疗效的评估

（1）肿瘤信号：肿瘤外观的形态学变化包括：①纤维化：T_2WI 线状低信号，增强扫描轻度强化或不强化；②黏蛋白增加：先前显示中等信号的区域 T_2WI 信号升高。

信号强度与均质性是肿瘤信号评估的主要方面，在 T_2WI 上，直肠癌病灶通常表现出不均匀中等信号强度，低于直肠系膜脂肪，但高于肠壁。nCRT 后，肿瘤纤维化变性可导致病灶信号减低（图 4-43，图 4-44），因此，肿瘤信号强度变化可在一定程度上反映 nCRT 疗效。然而，由于治疗诱导的纤维化变性与残存肿瘤相互混杂，有时难以用肉眼识别纤维化背景下残存的少量肿瘤组织，从而导致误判。

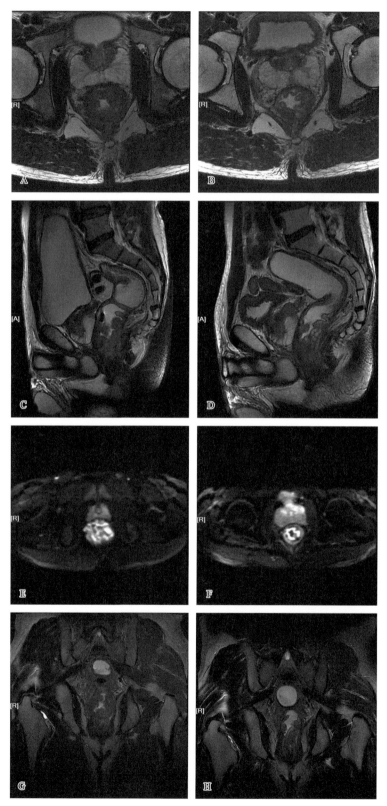

图 4-43　直肠下段及肛管恶性肿瘤综合治疗前后比较

50 岁男性。A、C、E、G. 综合治疗前；B、D、F、H. 综合治疗后，病变较前减小，T_2 信号提高。mrTRG2 级

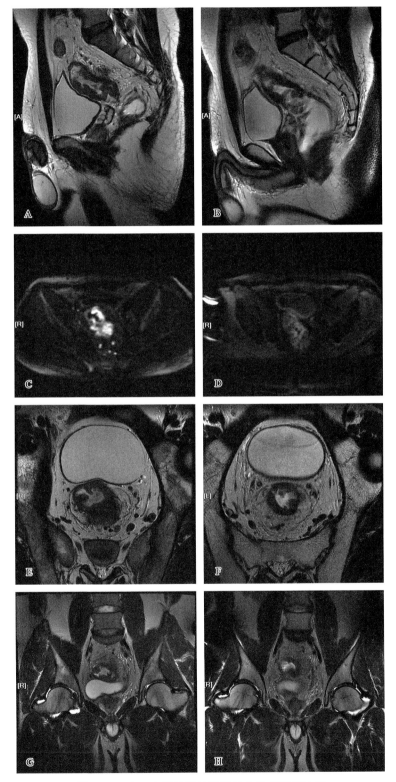

图4-44 直乙交界处恶性肿瘤综合治疗前后比较

40岁男性。A、C、E、G.综合治疗前，B、D、F、H.综合治疗后。病变退缩50%以上，DWI信号减低，呈长T₂信号，mrTRG2级

（2）肿瘤体积：基于单径测量的实体瘤疗效评价标准和双径测量的世界卫生组织标准是国际

上两大肿瘤疗效评价标准，但其在空腔脏器肿瘤疗效评估的应用却遭遇瓶颈，大部分靶病灶无法测量。在 nCRT 后 6～8 周，常规 T_2WI 序列上肿瘤体积缩小率 ≥70% 可能表明治疗反应良好。同时，Tarallo 等证明了肿瘤体积缩小率、放化疗后肿瘤体积也可用来评价治疗后的完全缓解反应情况。

轴位小视野高分辨 T_2WI 非抑脂序列为评价 TRG 的主要序列。信号定义：肿瘤高于直肠肌层但低于黏膜下层的中等信号；黏液为高于黏膜下层的极高信号；纤维为与肌肉相似的低信号或更低信号。

根据病理 Mandard 诊断标准，得出直肠癌 TRG 的 MRI 诊断标准（表 4-19）。

表 4-19　直肠癌 TRG 的 MRI 诊断标准

分期	描述
mrTRG1	无残余肿瘤
mrTRG2	大量纤维成分，少量残余肿瘤
mrTRG3	纤维/黏液成分与残余肿瘤各约占 50%
mrTRG4	少量纤维/黏液成分，大部分为残余肿瘤
mrTRG5	肿瘤未见明显变化

2. 功能学 MRI 定量参数对 nCRT 疗效的评估

（1）DWI-MRI：ADC 值反映肿瘤细胞数量，较低 ADC 值提示肿瘤更具侵袭性。平均 ADC 值与治疗后肿瘤大小呈负相关。nCRT 后，DWI 有助于识别残余肿瘤和部分治疗反应。对黏液性肿瘤的治疗反应评估价值有限。

DWI 是一种利用磁场梯度研究水质子微观随机运动的 MRI 技术。肿瘤通常表现为与细胞增多区域相对应的扩散受限/受阻区域。如果使用两种不同的磁梯度强度获取图像，则可以将所获取的图像组合起来以产生定量测量，即表观弥散系数（ADC）。由于 nCRT 的治疗是有效的，肿瘤细胞的凋亡或坏死导致了细胞间隙的增宽，打破了原病灶内水分子自由运动的限制，使 DWI 信号减低，这一原理使 DWI 在直肠癌疗效评估中占有一席之地。ADC 值作为 DWI 的定量指标，在评价直肠癌疗效方面的价值也备受关注。

（2）DCE-MRI：是利用连续、重复、快速的成像方法，通过获取注入对比剂前后的图像，经过一系列的计算分析，得到半定量或定量参数。DCE-MRI 可以定性和定量分析组织的微循环功能。在包括 19 项直肠癌 DCE-MRI 研究的系统综述中，有 11 项是关于 DCE-MRI 对 nCRT 疗效的评估价值，其中大部分是定量分析研究。容积转移常数（volume transfer constant，K_{trans}）是对比剂从血管内扩散至血管外的速率常数，组织中的血流量及毛细血管的通透性决定着它的大小，它被认为是评估直肠癌 nCRT 疗效最具应用前景的 DCE-MRI 定量参数。研究表明，治疗前较高的 K_{trans} 值、治疗后较低的 K_{trans} 值及治疗前后相对较高的 K_{trans} 变化率通常表明患者对 nCRT 敏感。

（3）MRS 和 BOLD-MRI：除 DWI、DCE-MRI 外，磁共振波谱成像（magnetic resonance spectroscopy，MRS）及血氧水平依赖脑功能成像（blood oxygen level dependent functional MRI，BOLD-fMRI）等也相继在直肠癌中展开研究。MRS 是唯一能够测定活体组织特定区域化学成分的非侵入性检测方法，目前以氢质子波谱（^{1}H-MRS）应用最为广泛。组织内胆碱及其代谢产物的含量变化反映了细胞代谢水平的变化，由于恶性肿瘤细胞增殖旺盛，快速的细胞分裂导致组织内胆碱代谢物明显升高，^{1}H-MRS 进行波谱分析时，可出现异常升高胆碱复合峰，计算复合峰的高度或峰下面积可实现定量分析。

3. MRI 联合其他诊断方法评估局部进展期直肠癌（LARC）新辅助放化疗后病理完全缓解的价值

（1）MRI 联合实验室检查：Yoo 等研究了癌胚抗原与 mrTRG 联合使用诊断 pCR 的价值，结果表明，两者联合使用显著高于单独使用 mrTRG，曲线下面积（AUC）分别为 0.728 和 0.680。Reece 等指出，肿瘤治疗后的全身反应可以通过监测血液中的循环肿瘤 DNA（circulating tumo DNA，ctDNA）水平的变化来反映。与正常人相比，来自于凋亡或（和）坏死的肿瘤细胞的 ctDNA 在肿瘤患者体内大量存在，它们进入血液循环，形成可在外周血中检测到的循环肿瘤 DNA。

（2）MRI 联合内镜检查：Bhoday 等的研究表明 mrTRG 诊断 pCR 的价值明显高于内镜下残留异常黏膜（residual mucosal abnormality，RMA）（OR=10.20），就两者的假阳性率来说，mrTRG 小于 RMA（OR=0.47），联合使用两者的诊断准确度低于单独使用 mrTRG。

（3）MRI 联合 PET-CT：可以顺序或同时获取 PET 和 MRI 数据，评估代谢活动。初步研究表明，在 TNM 的分期和再分期方面，PET/MRI 与 PET/CT 的诊断效能相当；对少数新辅助放化疗患者来说，PET/MRI 评估的敏感性、特异性和再分期的准确性较单独 MRI 有所增加。

PET/MRI 上观察到的代谢活性与肿瘤 ADC 值呈负相关。Aiba 等研究发现 MRI 联合 PET/CT、MRI 单独诊断新辅助放化疗后肿瘤反应的 AUC 分别为 0.844～0.846、0.849～0.853，而 Ippolito 等研究表明联合使用 ADC 和标准摄取值（standard uptake value，SUV）可提高 pCR 的诊断准确度。

（二）超声检查

二维超声观察并记录直肠肿物的大小、形态、回声、肠壁浸润深度、至肛缘的距离、累及肠壁的位置、范围、肠周淋巴结和邻近组织受累情况，直肠病变血流信息通过彩色及频谱多普勒超声检测并记录。使用经直肠双平面探头和经直肠 360° 环形扫查的 3D 成像探头进行扫查，并储存 2D 和 3D 图像进行分析。直肠癌在接受新辅助放化疗后，运用 ERUS 能够准确评估肿瘤的形态学变化、肿瘤至肛缘的距离、肿瘤累及范围及浸润深度，在直肠癌新辅助放化疗后的术前评估中具有重要价值。

使用频率为 5～10MHz 的 ERUS 进入直肠腔内对肿瘤进行 360° 扫描，观察病变的位置、长度、环径、形态、回声、浸润深度、肠周淋巴结状态，应用彩色多普勒血流显像判断病灶内血流分布情况。根据血流信号强度进行分级：0 级为无血流信号，Ⅰ级为局灶点状血流信号，Ⅱ级为多点及条状血流信号，Ⅲ级为大量点状及条状血流信号。对 ERUS 评估新辅助放化疗后再分期准确率相关性的单因素分析表明，ERUS 可以有效地评估低位直肠癌新辅助放化疗后的疗效，包括长度、体积及血流情况，但是对新辅助放化疗效果明显、退缩有效的 T 分期评估准确性较差，对新辅助放化疗效果不明显、肿瘤退缩较差的原发病灶再分期准确性较高，在新辅助放化疗结束 6 周后进行再分期的准确性较高。

（三）影像组学

影像组学是指从影像图像（CT、MRI、PET 等）中高通量地提取大量影像信息，实现肿瘤分割、特征提取与模型建立，凭借对海量数据进行更深层次的挖掘、预测和分析来辅助医师做出最准确的诊断。目前，影像组学提取的定量特征主要包括 3 类：一阶、二阶及高阶特征。一阶特征是通过计算 ROI 影像的灰度值获得的，通常包括最大值、最小值、均值、中值、范围、方差等基于直方图分析的参数，用来反映肿瘤内灰度强度的分布，反映肿瘤内部的异质性，从而为评估疗效等提供信息。

七、手术方式

（一）经肛门局部切除术

经肛门局部切除术主要包括：①直视下经肛门切除术；②经肛门内镜显微手术（TEM）。其对于直肠癌的 T、N 分期有严格的限制，并且术前 MRI 和直肠内超声检查评估淋巴结必须为阴性

（淋巴结直径＜3mm）。适应证：肿瘤直径＜3cm，切缘阴性（距离肿瘤＞3mm），肿瘤活动不固定，肿瘤距离肛缘 8cm 以内，仅适用于 T_1 期肿瘤、内镜下切除的息肉。严格掌握适应证，可取得良好的长期预后。术中仍要求肠壁全层切除，切除边界 1cm 以上，肠壁缺损反复冲洗后予以缝合，切除标本须做连续大切片病理检查，明确环周切缘阴性，否则须追加手术。

（二）经骶尾入路直肠癌切除术

经骶尾入路直肠癌切除术主要有两种：Kraske 术和 Mason 术。两者的主要区别在于 Kraske 术不切断肛门括约肌，而 Mason 术则切断。经骶尾入路只适用于 T_1 分期以内、MRI 和直肠内超声无淋巴结转移的早期低位直肠癌，无论肿瘤多大，都可行肠段切除吻合。经骶尾入路的局部切除，术野显露好，切缘易掌握，切断的括约肌用粗丝线对合缝合后，不影响肛门括约肌功能。但有较高的感染和吻合口瘘发生率（约 20%），术野须充分冲洗，放置有效引流管，引流管引出口靠近肛缘，一旦出现瘘，可按单纯肛瘘处理。

（三）TaTME

TaTME 是近年逐渐开展并受到结直肠外科医师广泛关注的一种手术方式。TaTME 是完全经肛门，由下往上分离直肠系膜直至肠系膜下动静脉的手术方式，其优点是良好的下切缘和环周切缘，适用于腹膜反折下的直肠癌，有学者将其用于距离肛缘≤6cm 的直肠癌，尤其适用于肥胖、强壮和骨盆相对狭窄的青壮年男性患者。笔者认为，不要刻意强调完全经肛门切除，腹腔镜辅助下的 TaTME 更安全，损伤少，且容易清扫肠系膜下动脉根部淋巴结。在左结肠动脉缺如的变异情况下，游离肠系膜下动脉，保留乙状结肠动脉分支以保证近端结肠血供非常重要。完全经肛门手术完成乙状结肠动脉的保留、仅结扎直肠上动脉并清扫肠系膜下动脉根部淋巴结是极有难度的，几乎不能完美实现。

（四）Hartmann 术

Hartmann 术经腹切除直肠癌病灶后，关闭远侧直肠残端，并将乙状结肠造口于左下腹部，适用于直肠肿瘤姑息性切除术后或病灶切除后的全身或局部情况不允许行结肠直肠吻合的病例。经过观察如果患者生存期超过 2 年而无复发征象者，还可考虑行结肠直肠吻合，消除造口，改善生存质量。

（五）Dixon 术

Dixon 术是 Dixon 于 1939 年倡导的保肛手术。手术时将直肠病变根治性切除后做乙状结肠与直肠的端端吻合，该术式最突出的优点是符合生理要求，最大的缺点是吻合操作较为困难，尤其是肥胖、骨盆狭小等不利因素时更甚。根据全直肠系膜切除术（TME）原则，距离肿瘤 2cm 的远端切断，保留完整的肛管，若能保留 3～4cm 的直肠残端，更能保证肛门排便功能的完整性。应用吻合器的 Dixon 术目前仍为首选，其长期生存期和无病生存期均不亚于 Miles 术。而对于距离肛缘＜5cm 的肿瘤，须特别注意远切缘是否足够，如切除齿状线以下时往往不能进行常规吻合，此时可以采用其他吻合技术。

（六）改良 Parks 术

改良 Parks 术适用于距齿状线上 4～6cm 无法行 Dixon 术或吻合器吻合者。该术式是在腹部手术切除肿瘤后，由会阴组医师从齿状线上方 1cm 处切断直肠，再行结肠断端全层与齿状线处黏膜及肌层的吻合，吻合口位于齿状线附近。但 Parks 术导致粪便存储功能锐减，造成早期排便功能控制欠佳。由于 Parks 术后吻合口瘘发生率较高，需要常规进行腹部结肠造口，会给患者带来不便和增加再次手术的经济负担，近年来应用在减少。

（七）Bacon 术

Bacon 术适用于低位直肠癌、直肠阴道瘘、部分放疗后、低位吻合失效和低位吻合口瘘再手术的患者。该术式的腹部操作与 Dixon 术相似，一般于结肠内置入小儿麻醉螺旋导管作支架，拖出肛门结肠浆肌层与肛管缝合 6～8 针固定，10 天左右自动脱落，但增加了会阴部手术过程，将结肠经腹拖出切除肿瘤后与肛管吻合，由于该手术需要较长的近端游离肠段，术后肛门括约肌功能不甚满意，控便功能差。将肠管结扎在螺纹导管上的距离应在肛门外 2cm，过长可能需二期切除多余肠管，此术式因在体内无吻合口，发生瘘的机会少，但有部分患者出现肠管回缩。

（八）括约肌间切除术（ISR 术）

该术式是 1984 年由奥地利外科医生 Rudolf Schiessel 提出的，ISR 术将直肠的切除范围扩展至括约肌间隙，作为直肠壁延续部分的内括约肌被部分或完全切除，切除下界拓展至齿线下方 1cm、近肛门口的肛白线（括约肌间沟）。ISR 术逐渐用于距齿状线 2～5cm 的早期直肠癌（T_1 或部分 T_2），能达到肿瘤彻底切除和获得满意的排便控制功能。适应证：术前有良好的括约肌功能和排便功能，肿瘤小于 1/3 管腔周径，位于直肠下 1/3（距离肛缘 2～5cm），内镜黏膜下剥离术后残留，放疗后残余肿瘤，T_1～T_2 期和部分 T_3～T_4 期直肠癌（术前新辅助放化疗后），术前 MRI 确定局部浸润局限于直肠壁内或内括约肌，高中分化肿瘤，无远处转移。该术式是用腹腔镜从腹腔分离直肠到达盆底后，会阴组在肛门直视下从肿瘤下缘足够处切开至肛管内外括约肌之间，随后向上游离达肛提肌处与腹腔镜组会合。该术式保留肛门外括约肌及部分内括约肌，可以获得足够的远端切缘，从而达到肿瘤根治及保留肛门（保肛）的目的。

（九）Miles 术

Miles 术，即经腹会阴联合切除术（abdominoperineal resection，APR）。1908 年 Miles 首先详细描述了这种手术的操作过程，手术要求将肛门、肛管、直肠及其周围的肛提肌、脂肪组织和部分乙状结肠予以切除，还要切除盆腔内结直肠系膜以及系膜内的淋巴组织、盆底腹膜等，并需做永久性乙状结肠造口以使粪便改道。适合距离肛门 5cm 以内的直肠癌。如果肿瘤尺寸较大，周围组织浸润明显，或骨盆较为狭窄且肥胖严重，即使肿瘤距离肛门 7cm 也可实行 Miles 术。

此种手术切除范围包括：肠系膜下静脉和肠系膜下动脉伴行的淋巴结，大部分乙状结肠，全部直肠和直肠系膜，肛提肌以及坐骨直肠窝内的大部分脂肪，肛管以及肛门左右 3cm 半径 + 前后 4cm 半径的椭圆形肛周皮肤和深部组织。此手术的造口为永久性，但是手术切除肿瘤效果彻底，治愈率良好，对下端直肠癌和肛管癌具有良好的适应性。

（十）经腹会阴柱状切除术

Miles 术由于切除的手术标本常在近肛门处变得狭窄，使 CRM 阳性率较高，甚至在操作过程中导致直肠穿孔。而经腹会阴柱状切除术（extra levator abdomino perineal excision，ELAPE）使标本形成无狭窄"腰部"的圆柱形，通过扩大切除范围降低了 CRM 的阳性率及术中穿孔率，从而降低了术后局部复发率。

八、特殊类型直肠癌

（一）黏液腺癌

结直肠癌最常见的组织学亚型是腺癌，其中黏液腺癌是一种独特的亚型，其特征是含有丰富的黏液成分，至少占肿瘤体积的 50%。统计数据表明，10%～20% 的结直肠癌患者属于黏液性腺癌亚型，但据观察，亚洲国家的这一比例较低，西方国家较高。就临床病理学而言，近端结肠中的黏液性结直肠腺癌比直肠或远端结肠中的更常见。与非黏液性结直肠腺癌相比，女性和年轻黏液性结直肠腺癌患者的比例都更高。此外，黏液性结直肠腺癌在已经处于晚期时更容易被诊断，与非黏液性腺癌相比，它们对化疗的反应通常较差。

1. 发生机制 分子评估揭示了黏液性和非黏液性结直肠腺癌之间的显著差异，提示了不同的致癌机制。MUC2蛋白的过度表达是区分黏液性结直肠腺癌与其非黏液性对应物的最明显的分子异常之一。黏液性结直肠腺癌也与微卫星不稳定性（MSI-H）、木椅综合征和通过RAS-RAF/MEKERK途径（RAS/MAPK途径）的突变相关。然而，黏液性结直肠腺癌发生的相关因素及其预后意义尚不清楚。关于黏液性结直肠腺癌患者的预后和总生存期（OS）的文献中发现了相互矛盾的结果。黏液性结直肠腺癌患者目前接受与CRC相同的标准指南治疗。然而，考虑到他们对当前化疗的反应受损，迫切需要专门针对黏液性结直肠腺癌组织学患者的治疗。

与非黏液性结直肠腺癌亚型相比，黏液性结直肠腺癌的特点是淋巴结浸润和腹膜植入的比例更高，通常发生在近端结肠，其最大尺寸明显更大。此外，与非黏液性结直肠腺癌相比，黏液性结直肠腺癌的预后一直存在争议。到目前为止，如果考虑到肿瘤的位置、分子变化、人群特征或不同的治疗方案，黏液性结直肠腺癌的预后价值仍不确定。然而，值得注意的是，印戒细胞癌是另一种腺癌亚型，其特征是细胞内黏蛋白含量丰富，细胞核移位，与黏液性结直肠腺癌具有相同的分子特征，包括MSI-H、CpG岛甲基化体表型高（CIMP-H）和频繁的*BRAF*突变。据报道，与结直肠癌和黏液性结直肠腺癌相比，印戒细胞癌患者与转移性疾病、多部位转移更频繁，生存期低于黏液性结直肠腺癌患者。

如下所述的几种分子改变与黏液性结直肠腺癌的发生和预后有关。人黏蛋白家族由分泌型黏蛋白[如黏蛋白2（MUC2）、MUC5AC、MUC5B和MUC6]和跨膜黏蛋白（如MUC1、MUC4、MUC13和MUC16）组成。在正常情况下，黏液形成一个黏液屏障来保护上皮细胞。胃肠道上皮细胞通常合成一种以上的黏蛋白，但一种特定类型的黏蛋白的表达可能在一个特定器官中占主导地位。在肿瘤发生过程中，当新的黏蛋白异常表达时，特异性黏蛋白的表达可能会降低，甚至可能导致器官特异性丧失。黏蛋白的异常表达与炎症和上皮癌矛盾相关。例如，在慢性炎症反应中发现MUC1的上调，而其他跨膜黏蛋白的过度表达通过促进受体酪氨酸激酶信号转导、上皮细胞极性的丧失、生长和生存途径的组成性激活及应激诱导的死亡途径的下调，促进了肿瘤发生。对五种主要癌症的黏蛋白基因进行突变分析表明，癌症相关黏蛋白的突变发生率不等。另一种分泌型黏蛋白MUC5AC，由*MUC5AC*基因编码，主要在胃和气管支气管黏膜中表达，但在超过50%的CRC病例中显示过度表达。临床研究表明，*MUC5AC*表达的缺失可作为更具侵袭性的结直肠癌的指标，*MUC5C*阴性表达的患者生存期较短。关于黏液性和非黏液性结直肠腺癌中基因表达水平的差异，最近的文献表明MUC2和MUC5AC可以作为未来治疗黏液性结直肠腺癌的潜在靶点。

2. 临床表现 直肠黏液腺癌症状主要有便血、大便习惯改变、肠道狭窄及梗阻现象、肛门疼痛及肛门失禁，失血及贫血是常见的临床表现，许多患者发生排便习惯改变。其他症状包括发热、不适、体重减轻及腹痛。一些患者出现梗阻或穿孔合并症。

3. 影像学表现 内镜活检是目前诊断CRC的最常用方法。基于小样本量的研究表明，黏液腺癌（mucinous adenocarcinoma，MC）肿瘤大量黏液的分泌导致内镜活检对MC的诊出率较AC低。黏液性结直肠腺癌的特征在于T_1加权像中的低信号强度和T_2加权像中显著的高信号强度，而非黏液性结直肠腺癌在T_2加权像上显示中等信号强度。CT也用于MC诊断。黏液性结直肠腺癌的特点是肠壁增厚、肠黏膜增厚和低密度囊性病变，与正常肌肉相比，动脉期的非显著增强是CT上黏液性结直肠腺癌的特征之一。

（1）CT表现：肠壁增厚，肠外系膜浸润，直肠黏液腺癌以低密度黏液性肿块为主要特征，其内可见点状或沙粒样钙化，无显著异常强化（图4-45）。

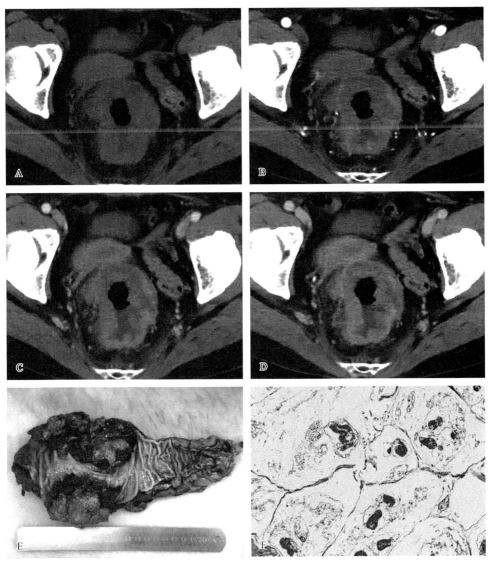

图 4-45　直肠黏液腺癌 CT 图像

A～D. 分别为平扫、动脉期、静脉期及延迟期 CT 图像。肠壁明显增厚，内见低密度区，增强扫描强化不明显。E、F.病理图

（2）MRI 表现：直肠黏液性腺癌具有较典型的 MRI 特征，"黏液湖"表现为长 T_1、长 T_2 信号，强化不明显；术前 MRI 能够较活检更准确地诊断黏液性腺癌（图 4-46）。

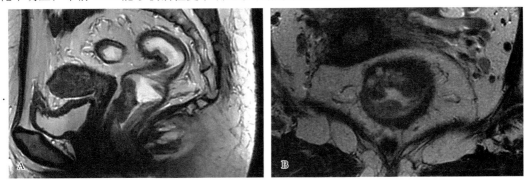

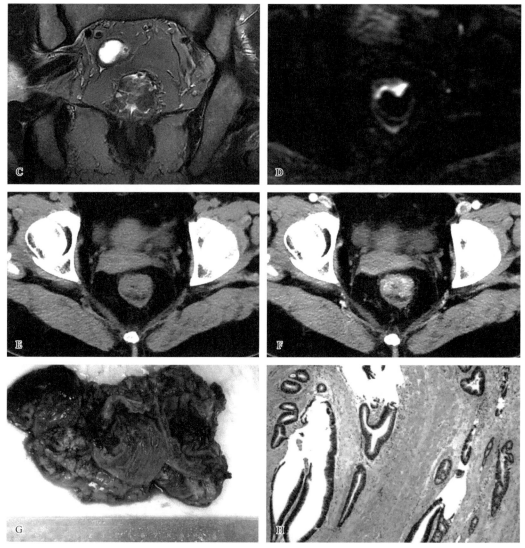

图 4-46 直肠黏液腺癌 MRI 和 CT 图像

A～D. 磁共振图像，分别为矢状位、横轴位、冠状位 T_2WI 和横轴位 DWI，

肿瘤内见局灶性高信号；E、F. CT 平扫和强化图；G、H. 病理图

4. 鉴别诊断 ①直肠印戒细胞癌和直肠黏液腺癌：明显不同。前者较后者发病年龄小，病程短，进展快，误诊时间长，误诊率高；肿瘤侵袭性强，腹膜转移率高，淋巴结转移率高；1、3、5 年生存期短；显微镜下和大体标本表现不一致。特别是直肠印戒细胞癌和直肠黏液腺癌的根治术要求不同，一般来说，前者切除肠管长度长，淋巴结清扫范围要大于后者，保肛率低于后者。②低位黏液腺癌与肛周脓肿：肛周 T_2WI 高信号，环形强化灶。病变周围软组织应有不同程度炎症反应征象——脂肪抑制 T_2WI 脓肿周围组织可见条片状稍高信号区并有不同程度的异常强化；DWI 呈显著高信号，ADC 弥散显著受限；T_2WI 高信号区信号相对均匀；多数病变内壁光滑。

5. 治疗 目前没有专门针对黏液性结直肠腺癌的指南，故仍推荐按照结直肠癌的标准治疗方式来治疗黏液性结直肠腺癌。当前黏液性结直肠腺癌的治疗仍以手术治疗为主，具体治疗方案同结直肠腺癌诊疗规范。

对于早期（$cT_1N_0M_0$）黏液性结直肠腺癌患者，通过手术完整切除肿瘤可获得较好的预后，对于进展期患者的治疗存在很多争议。由于黏液性结直肠腺癌更常见于晚期诊断，因此对黏液性结直肠腺癌治疗的临床研究主要集中在 Ⅱ 期、Ⅲ 期和 Ⅳ 期。与非黏液性结肠腺癌患者相比，黏液性结肠腺癌患者的预后通常较差。研究表明，在直肠黏液腺癌中，黏液直肠腺癌组织学是术前放化疗（PCRT）预后不良的生物标志物。直肠黏液腺癌患者更倾向于生存期较短和分期较差。全直肠系膜切除术（TME）后的辅助化疗是改善黏液性直肠腺癌患者预后的独立因素。因此，建议对接受 TME 手术的黏液性直肠腺癌组织学患者进行辅助化疗。

贝伐单抗和西妥昔单抗是两种常用于晚期 CRC 患者靶向分子治疗的药物。西妥昔单抗是一种抗表皮生长因子受体（抗 EGFR）抗体，常与化疗联合使用。靶向分子治疗可用于黏液性结直肠腺癌患者。对于左侧肿瘤的黏液性结直肠腺癌患者，贝伐单抗可作为一线治疗，西妥昔单抗可作为二线治疗，但如果治疗失败，则雷戈非尼可作为第三线治疗。贝伐单抗也可作为 CRC 腹膜转移患者的一线治疗药物。由于 *KRAS* 突变患者的黏液性结肠腺癌组织学肿瘤更可能位于结肠右侧，因此建议将贝伐单抗作为黏液性结肠腺癌的首选药物。

程序性细胞死亡蛋白 1（PD-1）由其配体程序性细胞凋亡配体 1（PD-L1）触发，以抑制 T 细胞活化，从而阻碍宿主对癌细胞的免疫反应。黏液性结直肠腺癌与较高的 MSI-H 发生率相关。因此，MMR/MSI-H 肿瘤患者更有可能受益于抗 PD-1 治疗。

6. 预后　通常黏液性直肠腺癌发现时，病情已经进展至中晚期，患者的预后较差，多数患者的生存期在 3 年内。黏液性直肠腺癌具有比较快的生长速度，或具有比较长的生长时间，但存在较深的浸润程度，肿瘤浸润生长、扩散至周围组织的风险性比较高，淋巴结转移也比较容易发生，最终导致肿瘤的 TNM 分期比较晚，严重影响患者治疗方案的选择及预后情况。

关于黏液性直肠腺癌预后指标的价值一直存在争议。因为一些学者认为黏液腺癌预后差的原因不是组织学本身，而是其他因素；迄今为止，当考虑肿瘤的位置、分子改变、人群特征或不同治疗方案时，黏液性直肠腺癌的预后价值仍未确定，因此目前的临床指南，也没有针对黏液性直肠腺癌的特定治疗方法。多模式、多学科综合管理的个性化治疗，对于黏液性直肠腺癌的预后改善无疑非常重要。

虽然黏液腺癌对直肠癌患者预后影响的争论仍在继续，而且临床没有针对性的治疗指南；然而，考虑到其不同的临床特征和化疗反应，有必要针对黏液性直肠腺癌进行特定的治疗。例如，提高黏液腺癌的诊断准确率，研究认为术前诊断、高分辨率 MRI 比主观判定的初始活检样本的分析更准确；又如，提高 TME 手术标准，通过整块切除此类肿瘤，避免术中溢出和凝胶状黏液癌破裂进入腹腔，从而延长患者生存期。

（二）印戒细胞癌

1951 年，Laufman 和 Saphir 首次报道了原始性结直肠印戒细胞癌（signet-ring cell carcinoma，SRCC），WHO 对其定义为：肿瘤组织＞50% 的成分由胞质内富含黏液蛋白的腺癌细胞组成，黏液蛋白将核推向周边而形似印戒。

结直肠 SRCC 的年发病率仅为 0.6/100 000，在结直肠腺癌中所占比例也较低（0.3%～4.6%），不同国家或地区之间存在一定差异，发达国家较发展中国家更低。结直肠 SRCC 好发于青壮年，平均年龄不到 50 岁。在我国有超过 50% 的结直肠 SRCC 患者在确诊时不到 40 岁。在肿瘤好发部位方面，国内外有明显差异，国外以右结肠（包括盲肠、升结肠、肝曲和横结肠）为主，约占 60%，而我国则以直肠为主（76%）。

1. 病理及发病机制　结直肠 SRCC 的定义是超过 50% 的肿瘤细胞具有明显的胞质内黏蛋白，通常充满细胞质并取代细胞核。电子显微镜下，肿瘤性印戒细胞的特点是细胞核偏心、深染，细胞质中有丰富的黏液颗粒。它们缺乏游离核糖体，但富含粗面内质网，表明蛋白质合成能力很强。SRCC 有两个组织学亚型：富含黏蛋白的 SRCC，其中印戒细胞漂浮在丰富的细胞外黏蛋白池中；

缺乏黏液蛋白的 SRCC 在肿瘤弥漫浸润过程中，极少甚至没有细胞外黏液蛋白，呈布林顿氏病模式。这种弥漫浸润的线性模式应提示考虑胃的同时性胃内膜炎。黏蛋白缺乏的表型经常表现出不利的组织学特征，包括淋巴、静脉和神经周围浸润。与富含黏蛋白的 SRCC 相比，它通常出现在较高阶段，并与侵袭性临床病程和不良预后相关。然而，由于数据非常有限，没有证据建议根据病理学报告中的黏蛋白含量对结直肠 SRCC 进行分层。此外，将 SRCC 分为富黏蛋白或贫黏蛋白的细胞外黏蛋白临界值并不标准。

结直肠 SRCC 的发病机制迄今尚未阐明。虽然结直肠 SRCC 的腺瘤到癌序列已有报道，但人们普遍认为 SRCC 可能有不同的发病机制模式。Hartman 等报道，前体腺瘤样病变在富含黏蛋白的 SRCC 中更常见，而在黏蛋白缺乏患者中不常见印戒细胞癌。这一发现表明这两个组织学亚群可能来自不同的遗传途径，这将是区分它们的另一个论据。

也有学者提出结肠癌的印戒细胞是内分泌起源的，可能是去分化的肠嗜铬样细胞（entero-chromaffin-like cell，ECL 细胞）。事实上，对超微结构 SRCC 的分析显示，印戒细胞位于固有层，但也在导管的基底位置，对铃蟾肽和血管活性肠肽表现出较强的免疫反应性。此外，与普通腺癌或正常组织活检中发现的富含铃蟾肽和血管活性肠肽的细胞不同，SRCC 中未发现 ECL 细胞，这支持未分化 ECL 细胞起源假说。

2. 临床表现 早期直肠 SRCC 一般无明显症状，到晚期才有相应的临床表现。约 55% 的患者会出现排便习惯的改变，为最多见的症状，其他常见的症状有肠梗阻（40%）、腹痛腹胀（25%）、消瘦（20%）、腹部肿块（18%）、血便（15%）、贫血（15%）等。症状出现晚且无特异性导致大多数患者在确诊时肿瘤已进展到晚期，这可能与 SRCC 预后差有一定的相关性。

3. 影像学检查 CT 扫描和 MRI 检查均有助于分期（图 4-47，图 4-48）。

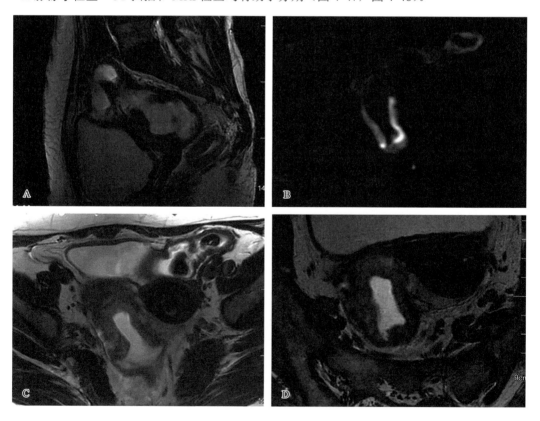

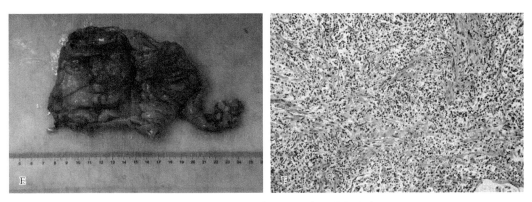

图 4-47　直肠黏液腺癌（40% 为印戒细胞癌）

A～D. 磁共振图像，内见长 T_2 信号；E、F. 病理图

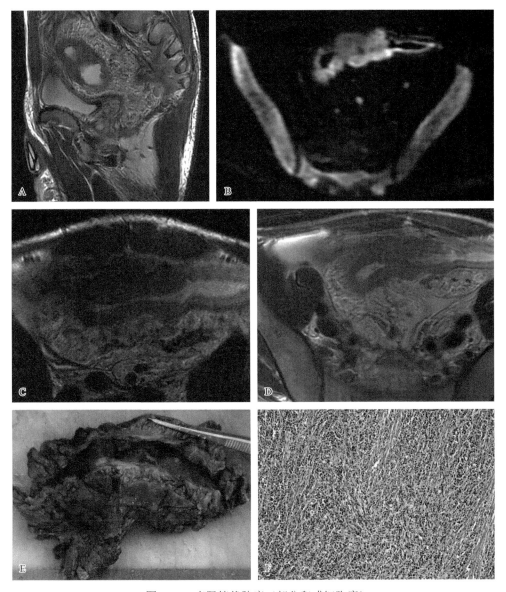

图 4-48　直肠管状腺癌（部分印戒细胞癌）

A～D. 磁共振图像；E、F. 病理图

SRCC 具有独特的 CT 表现称为靶征，即在增强 CT 图像上增厚的肠壁内部区域出现显著强化的征象，这是 SRCC 最具特征的 CT 征象。此外，SRCC 与普通腺癌在以下方面有显著性差异：SRCC 的肠壁增厚以环状增厚为主，强化程度不明显，肠周浸润程度重，易出现腹膜转移，病变肠壁更长、更厚，这些影像学上的特异性对直肠 SRCC 的诊断和鉴别诊断有一定的帮助。

CT 扫描检测腹膜癌的敏感性相对较差。在这种情况下，腹腔镜腹腔冲洗恶性细胞以发现隐匿性腹膜疾病可能是有用的。

在 MRI 上印戒细胞癌没有非常特异性的表现，通常显示长节段弥漫性肠壁增厚和黏膜下生长模式，导致轴向图像上出现"靶标"外观。

4. 临床病理学分期/分级 直肠 SRCC 具有分期晚、分化程度低、易转移等特点。直肠 SRCC 的肿瘤直径一般为 5～7cm，比普通腺癌（3～5cm）大；其病变肠壁也较普通腺癌更长、更厚。确诊时有 70% 以上的 SRCC 的浸润深度达肌层以上，处于 T 分期的 T_3 或 T_4 期；有 71%～89% 的患者存在淋巴结转移，即 N 分期为 N_1 期或 N_2 期。发生远处转移（M_1 期）的比例为 26%～43%。相较于普通腺癌，SRCC 更易种植转移到腹膜，不易通过血源途径转移到肝。分化程度低也是 SRCC 的重要特征，低分化或未分化（组织学分级为 G_3～G_4 级）的患者占 70% 以上，提示大部分 SRCC 存在血管及淋巴管的侵犯，发生血管和淋巴管浸润的比例分别为 75% 和 92%，远高于普通腺癌（分别为 34% 和 54%）。另外，可能由于 SRCC 易局部浸润、转移等，手术切缘（R）阳性比例远高于普通腺癌（30.6% vs. 10.9%）。以上临床病理学特征均可导致直肠 SRCC 患者的治疗效果差及预后差。由于超过 80% 的患者处于 TNM Ⅲ期或Ⅳ期，有相当一部分患者在确诊时已失去手术治疗机会，这是 SRCC 预后不良的重要原因。

5. 预后及预后相关因素 直肠 SRCC 的预后通常不良，5 年总生存期仅为 9%～36%。值得注意的是，TNM Ⅳ期患者的 5 年总生存期不到 5%，但早期（Ⅰ～Ⅱ期）患者的 5 年生存期可达 50%，Ⅰ 期甚至接近 100%，说明早期诊断对于改善 SRCC 的预后有着极为重要的作用

根据 WHO 对直肠 SRCC 的定义，印戒细胞成分占肿瘤组织的比例＞50% 时才可称为印戒细胞癌。但有研究显示，印戒细胞成分所占比例＜50% 的这部分 SRCC 有着与 SRCC 相似的生物学特性和预后情况，并且约占直肠腺癌的 5%，比 SRCC 更为常见。对临床上印戒细胞成分所占比例＜50% 的这部分 SRCC 也应进行报道并关注。另外，印戒细胞成分的比例高低与预后是否有相关性也有待学者们进一步探究。

影响直肠 SRCC 预后的独立因素较多，比较重要的有分期（包括 TNM 分期）、组织分级（G）、手术切缘（R）、浸润深度、手术方式等，其中，分期是最能影响预后的独立因素。当然，含有印戒细胞成分本身就提示着预后可能不良。另外，学者们发现，女性、右侧肿瘤及年龄＞51 岁也是独立的预后危险因素，但尚缺乏大样本的数据研究来证实。直肠 SRCC 预后不良与患者确诊时疾病已发展到晚期密切相关，导致 SRCC 诊断较晚的原因主要有：疾病的罕见性，虽有黏膜内扩散但黏膜结构相对保留完整，故患者症状较轻且大粪血红素常为阴性，影像学表现与炎症过程相似。

6. 治疗 直肠 SRCC 的治疗仍以手术为主。早中期（TNM Ⅰ～Ⅲ期）结直肠 SRCC 需尽可能行根治性切除术，T_4 或 TNM Ⅲ期患者还应推荐术后辅助化疗，对于Ⅱ期患者是否需要辅助化疗尚有争议，目前认为高危Ⅱ期患者应进行术后辅助化疗；Ⅱ～Ⅲ期直肠 SRCC 可进行术后辅助放疗，中低位、中晚期直肠癌患者推荐新辅助放化疗。当晚期患者出现局部广泛侵犯或存在全身多处转移而无法切除全部原发病灶和（或）转移灶时，需进行以化疗为主的个体化多学科综合治疗，以改善患者的生活质量并延长生存时间。

九、直肠癌影像学研究进展

（一）钡剂灌肠

钡剂灌肠（BE）分为单对比钡灌肠（SCBE）和双对比钡灌肠（DCBE）两种，均是筛选直肠癌高危人群和与息肉相关病史人群的有效检查方法。SCBE 主要用于对中晚期癌肿的检查，而 DCBE 不仅对早期癌肿的诊断具有较高的准确性，而且对＜10mm 的病灶较敏感。当然 DCBE 的检查也存在一定的局限性，DCBE 无法像结肠镜那样对病变进行切除及活检，并且无法直接观察肠壁各层、病变侵犯周围及转移情况，因此不能对直肠癌进行准确的 TNM 分期。

（二）超声

1. 超声内镜检查术（endoscopic ultrasonography，EUS） 具有良好的空间分辨率，能够直接观察直肠肠腔内病变大小、肠壁各层结构、癌组织浸润及淋巴结转移情况等，已成为直肠癌术前分期的重要方法之一。文献报道 EUS 预测直肠癌的 T 分期准确性为 80%～90%，对淋巴结的分期准确性为 70%～75%。尽管 EUS 的临床分期准确性尚可，但医师的手法操作或某些因素可能导致直肠癌分期的结果不尽如人意，如肠腔的狭窄导致超声内镜的进入困难，或因狭窄，内镜进入后，直接过度挤压肠壁，导致肠壁各层结构显示欠满意。肿瘤周围有炎症时，往往分期会提高，这是因为炎症的改变与肿瘤浸润肠壁的声像图相似。早期的癌肿（仅侵及黏膜层）与良性腺瘤不能很好地区别，需依靠临床病理来诊断。

2. 经直肠超声检查（transrectal ultrasonography，TRUS） TRUS 和 EUS 一样，能够很好地显示直肠壁的各层结构，对直肠癌早期浸润的诊断有一定优势。TRUS 在 T_1、T_2 期癌肿的分期准确性明显优于多层螺旋 CT（multislice spiral CT，MSCT）和磁共振成像（magnetic resonance imaging，MRI）。但 ERUS 无法全面评估上段肿瘤和肠狭窄的直肠癌患者，可导致无法检查；并且观察受肠内容物的影响，以及无法观察到远处的转移淋巴结，则会导致直肠癌分期不准确。

（三）CT

1. 肿瘤分期 直肠癌的 CT 检查有平扫、增强薄层扫描、CT 结肠成像（CT colongraphy，CTC）等扫描方法。MSCT 因其较快的扫描速度，容易克服肠道的蠕动而被评价为直肠癌术前评估的主要检查方法。直肠壁各层的密度差很小，CT 对肿瘤是否累及黏膜肌层或黏膜下层无法鉴别，因此在区分 T_1、T_2 期肿瘤分期时受到一定限制。

2. 淋巴结分期 CT 主要通过淋巴结大小来评价直肠癌 N 分期，但目前没有最佳的阈值来作为判断淋巴结转移的标准。CT 对淋巴结分辨力较低，不能很好地区分炎性反应性增生的淋巴结和转移性淋巴结，这可能导致过度分期。有研究指出，EUS 在直肠癌患者的 N 分期中比 CT 准确性更高。对于 N 分期 MRI 和 CT 的准确性分别为 88% 和 77%。结合 MRI 及腔内超声检查，可提高术前 N 分期的准确性。

3. 远处转移 CT 通过全身扫描能较好地检测出转移灶，现已成为直肠癌评估 M 分期的常规检查方法。MSCT 增强扫描能较好地满足各个系统转移病灶的检出，为远处转移术前提供"一站式"诊断价值。CT 对微小肝转移病灶诊断能力较差，因其存在病灶直径小于 CT 分辨率而无法发现，且 MSCT 受扫描床位限制，因此 MSCT 对远处转移亦存在漏诊情况。

（四）MRI

1. T 分期 MRI 在结直肠癌的影像学诊断上有着多参数、多序列的选择，无电离辐射，且软组织分辨力高，因此在结直肠癌诊断及术前分期中有着更多的优势。随着 MRI 检查设备的不断更新，高磁场梯度、成像参数及各种线圈的应用以及 MRI 多方位重建图像功能，其能清楚地显示直肠壁各层解剖结构，CT 无法准确区分直肠癌 T_1、T_2 期，而在 MRI 检查中，可较准确区分。高分辨率 MRI（HR-MRI）的应用使直肠癌 $T_2 \sim T_4$ 分期的诊断准确率得到了明显提升，且在检查时，使用适量超声耦合剂充盈直肠肠腔可进一步提高图像质量，可更清晰地显示病灶与肠壁的关系。MRI 评价 T 期的主要问题是难以评价 T_2、T_3 交界期的病变。

2. N 分期　高分辨率 T_2 加权像是评估直肠癌分期的主要序列，在评估肿瘤 T 分期方面准确性比较高，但是在评估淋巴结状态方面准确性较低。影像上通常用淋巴结的短径来判断淋巴结的良恶性，但是目前评估淋巴结转移的大小标准尚未达成共识，进而加大了常规 MRI 评估淋巴结转移的难度。除此之外，还有研究结果显示淋巴结转移组内有 95% 的淋巴结的短径≤3mm，表明直肠系膜内的淋巴结无论转移与否，都倾向于小。因此仅仅依赖淋巴结的大小来判断淋巴结是否转移是非常不可靠的。此外，转移性淋巴结与反应性、炎性肿大淋巴结影像学表现较为相似，导致 CT 与 MRI 对转移性淋巴结的正确检出率都不甚理想，但 MRI 的正确检出率总体优于 CT。

同时扩散加权成像（DWI）、动态增强 MRI（DCE-MRI）及超微超顺磁性氧化铁-MRI（USPIO-MRI）等技术的出现提高了 MRI 评估淋巴结转移的能力。DWI 能够敏感地发现淋巴结，DWI + T_2WI 诊断转移性淋巴结的特异性和准确性可得到提高。ADC 值能定量分析淋巴结良性淋巴结的 ADC 值高于恶性淋巴结。DCE-MRI 定量分析甚至能在一定程度上反映淋巴结微环境情况，DCE-MRI 定量参数如 K_{trans}、V_p、K_{ep} 值对区分直肠癌淋巴结转移有一定的应用价值，转移性淋巴结 K_{trans}、V_p、K_{ep} 值高于非转移性淋巴结；MRI 结合 DWI 和 DCE-MRI 定量参数诊断淋巴结的准确率高于常规 MRI。USPIO-MRI 从分子水平评估淋巴结的性质，USPIO 是一种阴性对比剂，可被正常淋巴结内的巨噬细胞吞噬，从而产生磁化效应，使淋巴结在 T_2WI 上呈极低信号；转移性淋巴结因巨噬细胞被恶性细胞破坏，吞噬 USPIO 较少而呈等或略低信号，USPIO-MRI 诊断的灵敏度和特异度分别为 89%、95%，都较传统 MRI 更高。遗憾的是，USPIO-MRI 目前主要用于临床前研究，临床实际应用少，其临床应用价值还需进一步验证。

3. 壁外血管浸润（extramural vascular invasion，EMVI）　与术后组织病理相比，MRI 作为术前检查手段是检测直肠癌 EMVI 准确率较高的方法之一。HR-MRI 的斜轴位 T_2WI 图像是对 EMVI 鉴别和评分的主要依据。当正常的低信号血管管腔被相邻肿瘤的中等强度或高 T_2 信号浸润，或者伴有管腔内不规则或结节样结构、管腔明显扩张等征象时，即可作为诊断 EMVI 阳性的关键证据。不过 HR-T_2WI 并不总能正确识别 EMVI。根据定义，血管一般位于固有肌层外，T_3 期及以上肿瘤才会发生 EMVI，然而由于血管有概率在低于 T_3 阶段被侵犯以及血管在成像时的流空效应等，可能导致 EMVI 被忽略。所以，有必要借助除 HR-T_2WI 外更多的相关序列明确判定。

EMVI 也可在 DWI 中表现为与肿瘤相邻的高信号，但亦有学者认为 DWI 对 MRI 检查 EMVI 无附加价值。部分学者研究认为通过对 EMVI 阳性及阴性的平均表观弥散系数（ADC）值测量发现前者的平均 ADC 值明显低于后者。因此，ADC 值降低可被看作是血管受侵的间接指标，也说明肿瘤更具侵略性，ADC 值能对肿瘤的缓解消退提供诊断证据。DCE-MRI 提供了更好的图像方案，HR-T_2WI 结合 T_1WI 增强图像检测 EMVI，敏感度及特异度的诊断性均高于单纯 HR-T_2WI 检查。

利用更高分辨率 MRI 能够看到更小的病变和血管。与 1.5T MR 相比，3.0T MR 对于提升图像局部分辨率帮助不大，<3mm 的细微血管结构仍不清晰可见。但这些技术及理论的实施，仍应在可行性及符合患者预期要求的基础上进行，这也许是今后开展新方法需要解决的问题。

4. 肿瘤结节（tumor deposit，TD）　由于对 TD 的认识还不充分，目前确诊 TD 主要依靠病理验证，因而利用术前影像学检查充分诊断 TD 依然是下一步需要关注的问题。可以确定的是，仅仅通过形态特征区分 TD 与淋巴结是不可信的方法。有研究认为在三维 MRI 的帮助下，TD 与 EMVI 似乎存在着"彗星尾状"的关系，利用这一特点可能有助于诊断 TD。除此之外，通过 HR-MRI 建立放射组学模型或有助于预测患者术前 TD。目前基于 MRI 的 TD 诊断还需要进一步发展与完善。

5. 肝转移瘤　CT 在直肠癌肝转移的检出中发挥着非常重要的作用，但 CT 检测直径≤10mm 的肝转移灶具有一定的局限性，尤其对直径≤5mm 的肝转移灶的局限性更明显，敏感度仅有 8%。另外，因化疗导致的肝损伤及乏血供转移瘤的情况还可能进一步降低 CT 的检出率。常规 MRI 肝转移总体检出率通常高于 CT 检查，而多模态 MRI 技术可进一步提高直肠癌肝转移的检出率。Gd-EOB-DTPA MRI 增强联合 DWI 对结直肠癌肝转移灶的诊断敏感性比单独使用 Gd-EOB-DTPA MRI 增强更高。

6. 肿瘤分级　DCE-MRI 与直肠癌分化程度的相关性研究发现：直肠癌分化程度越低，DCE-MRI 定量参数 K_{trans} 值越高，ADC 值越低，且 ADC 值诊断效能更好。此外，体素内不相干运动（intravoxel incoherent motion，IVIM）定量参数也可无创评估直肠癌组织学特征，有研究发现 D 值、f 值随直肠癌分化程度的降低而降低，且黏液癌比非黏液癌具有更高的 D 值和更低的 D^* 值，其中 D 值评价直肠癌组织学特征的能力更好。磁共振弥散峰度成像（diffusion kurtosis imaging，DKI）目前在评估治疗前直肠癌分级和治疗后病灶反应方面取得初步成果，研究表明与弥散率和 ADC 值相比，DKI 的峰度与组织学等级具有更高的相关性，表现出了更高的灵敏度（83.3% vs. 70.8% vs. 70.8%）和特异度（96.8% vs. 84.4% vs. 83.1%）。但也面临着一些局限，如不同 b 值及扩散梯度方向的优化选择、参数图像后处理技术等，相信随着 DKI 及磁共振技术的发展，DKI 具有广阔的应用前景。如果这些参数能作为术前判断肿瘤分化程度的评价指标，就可为后续手术方案的选择和疗效评估提供有意义的指导。

（五）PET/CT

对于病情复杂或常规检查不能明确诊断的患者可作为有效的辅助检查，尤其对于术前初始分期Ⅲ期以上肿瘤患者，推荐使用。PET/CT 对原发病灶的 T 分期几乎没有优势，但在鉴别疾病复发、治疗后的瘢痕形成和放射性纤维化这方面还是优于 CT 和 MRI。在 N 分期诊断上，研究发现 ^{18}F-FDG PET/CT 在预测结直肠癌患者局部淋巴结转移上具有优势，且其最佳阈值法能提高 ^{18}F-FDG PET/CT 对结直肠癌局部淋巴结转移的诊断效能，当最大标准摄取值的阈值为 1.8 时，其诊断转移淋巴结的效能优于淋巴结短径标准。在 M 分期诊断上，PET/CT 与 MSCT 在肝转移灶的检测上有着相似的敏感度和特异度（78%～95%），而检测肝外转移性灶上 PET/CT 具有更高的灵敏度和准确性。研究发现，^{18}F-FDG PET/CT 对结直肠癌术后复发转移的准确性为 92.73%，且 CEA、CA19-9 和 CA242 三种肿瘤标志物的组合可以在一定程度上提高 ^{18}F-FDG PET/CT 检测结直肠癌术后复发和转移的诊断效率。综上，PET/CT 在 N 分期和 M 分期上有着其他影像学技术所无法媲美的优势，再结合临床相关肿瘤标志物的检查，临床可据此做出更加准确的诊断。

第二节　直肠间质瘤

一、概　　述

胃肠道间质瘤（gastrointestinal stromal tumor，GIST）是胃肠道最常见的原发性间叶源性肿瘤，起源于胃肠道肌间神经丛中的间质卡哈尔细胞或其干细胞样前体。GIST 可以起源于胃肠道的任何部位，其中最常见的部位是胃（60%）和小肠（30%），其次是十二指肠（4%～5%）、直肠（4%）、结肠和阑尾（1%～2%）、食管（1%）。绝大多数 GIST 位于胃肠道壁，按其生长方式可分为内生型、外生型及腔内外生长型，其中外生型占 86%。但部分可发生于胃肠外，称为胃肠道外间质瘤（extra-gastrointestinal stromal tumor，EGIST）。EGIST 多起源于腹膜、网膜、肠系膜、肝、胆囊、胰腺、子宫、卵巢、腹膜后腔、韧带、隐窝、皱襞凹陷等处。

遗传学上，GIST 多数存在基因突变，75%～80% 存在受体酪氨酸激酶 KIT（CD117）基因突变，5%～10% 存在原发性血小板源性生长因子受体 α（platelet-derived growth factor receptor alpha，PDGFRα）基因突变。小部分（10%）GIST 不存在 KIT 或 PDGFRα 基因突变，被称为野生型胃肠道间质瘤，分为琥珀酸脱氢酶（succinate dehydrogenase，SDH）缺陷型和非 SDH 缺陷型。SDH 缺陷型与 SDH 亚基基因的突变或甲基化有关，包括 SDHA 突变型、卡尼（Carney）三联征、Carney-Stratakis 综合征和一些散发性 GIST，多见于儿童和年轻女性，好发于胃，生物学行为多呈惰性。非 SDH 缺陷型主要包括 NF1 相关性、BRAF 突变型和四重野生型 GIST，其中 NF1 相关性 GIST 好发于成年女性、非胃部位并呈多灶性特征，BRAF 突变型 GIST 好发于小肠，预后较好。突变分析可以预测患者的预后和治疗反应。

绝大多数 GIST 为散发性，约 5% 的病例属于家族性遗传综合征。GIST 可发生于任何年龄，多见于 60～65 岁的中老年人，无明显性别差异，在儿童中罕见。

二、临床与病理

GIST 常表现为位于肠壁的边界清楚的肿块，呈灰白色至红褐色，可位于黏膜下、壁内或浆膜下。GIST 通常起源于固有肌层，呈外生性生长模式。大肿瘤常见出血、坏死和囊变。

GIST 在临床上表现多种多样，可从无症状到疼痛、便秘、大便变细、便血或隐性出血、梗阻、直肠充盈和前列腺样症状。直肠 GIST 肿瘤多位于直肠下段，其次为直肠中段。低位直肠 GIST 在直肠指诊中可触及光滑、坚硬的肿块。有部分患者表现为急腹症，常因为肿瘤破裂和消化道梗阻造成的急性腹痛而入院治疗。

GIST 病理诊断依赖于 GIST 的形态学和免疫组化表现。形态学上 GIST 可表现为梭形细胞型（70%～80%）、上皮样细胞型（20%～30%）、梭形细胞和上皮样细胞混合型（10%）。CD117 和 CD34 免疫组化阳性可以诊断 GIST。抗 DOG1 抗体在 KIT/PDGFRα 突变型与野生型 GIST 的表达中无明显差异，对于 KIT 免疫组化不能诊断为 GIST 的肿瘤，DOG1 免疫染色可能有帮助。GIST 中其他一些高表达的标志物包括 SDHB、Nestin、SMA 和 Desmin、S100 蛋白。KIT 基因突变被认为是 GIST 的特征，并将 GIST 与平滑肌瘤、平滑肌肉瘤或其他间质肿瘤区分开来。GIST 诊断步骤大致为：首先，形态应与 GIST 一致；其次，如果 CD117 免疫组化染色阳性，则可以诊断为 GIST。如果 CD117 染色阴性，而 DOG1 免疫组化染色阳性，则可诊断为 GIST。含有 KIT 或 PDGFRα 突变的胃肠道间充质肿瘤也可以诊断为 GIST，尽管 CD117 和 DOG1 均为阴性。对于根据上述标准未诊断为 GIST 的胃肠道间充质瘤，其他免疫组织化学标记如 CD34、SMA、S100、Desmin、蛋白激酶 C 可用于鉴别诊断。EGIST 与 GIST 有着相似的组织学形态、免疫组化和分子特征。

亚洲专家小组建议使用改进的美国国立卫生研究院标准进行 GIST 恶性风险和预后的评估，主要是依据肿瘤大小、有丝分裂、原发部位和是否破裂将胃肠道间质瘤分为极低、低、中、高危四个风险类别。绝大多数胃 GIST 具有相对惰性的生物学行为；小肠 GIST 恶性程度整体上高于胃 GIST；直肠 GIST 发病率高于结肠，结直肠 GIST 倾向于具有更高侵袭性生物学行为。直肠 GIST 中高危是最常见的类型，大小是影响远期预后的最重要因素。EGIST 的风险分类及预后明显差于胃肠道肿瘤。

GIST 转移可通过局部浸润或血行扩散途径发生，最常见的转移部位是肝、大网膜和腹腔。转移也可在软组织（如腹壁）发现，很少在肾上腺、肺、胸膜、骨、脑、淋巴结中发现。

三、影像学检查方法

影像学检查在鉴别 GIST、评估肿瘤范围和是否存在转移等方面起着关键作用，还能评估治疗反应、监测肿瘤复发。CT 是首选的影像学成像方法。对比增强 CT 对于 GIST 的检测、表征、分期和治疗后监测至关重要，它提供了关于原发性肿瘤、是否存在远处转移和对靶向治疗的反应的准确信息。但是，术后随访和用药评估时重复 CT 检查所带来的不可避免的累积剂量使 MRI 成为儿童和年轻患者更好的选择。MRI 可作为一种影像学辅助手段用于评估直肠肿瘤和肝转移。

PET/CT 在诊断分期、恶性潜能预测、治疗决策、疗效评估、随访监测等方面具有重要价值。由于辐射剂量的关系，PET/CT 检查需谨慎。只有当其他影像学检查结果不确定或不能显示病变，临床怀疑病变进展时，才可以考虑进一步进行 PET/CT 扫描。

四、影像学表现

直肠 GIST 主要起源于肠壁固有肌层内（外肌层），它们有外生生长的倾向。因此，常见的外观是一个肿块从肠壁起源并延伸至坐骨直肠窝、前列腺或阴道。这种肿瘤外生性的存在可能会被误认为是来自邻近结构的肿瘤，如前列腺腺癌、前列腺或会阴肉瘤。壁内和腔内肿块是 GIST 较少见的影像学表现。

（一）X 线表现

常规不用于鉴别 GIST。在 X 线摄影上，直肠 GIST 可偶然显示为非特异性软组织肿块，很少有钙化。钡灌肠 GIST 典型表现为黏膜下肿物，肿块侧面边缘与肠壁夹角成钝角，黏膜展平，但无黏膜僵硬，表面光滑或伴表浅溃疡形成。肿瘤位于腔内可见充盈缺损，肠管的管腔变窄。向腔外生长且肿块较大时也可推压、移位周围肠袢。如有窦道形成，可表现为钡剂外溢至肠道轮廓外。

（二）数字减影血管造影表现

通常不用于 GIST，但它可以作为急性胃肠道出血的首选成像技术，应用时能准确判断肿瘤的供血动脉，治疗出血，血管解剖的展示也有助于术前路径的绘制。GIST 通常显示为富血供肿块、肿瘤染色和活动性出血灶。

（三）超声内镜表现

超声内镜检查术（EUS）可评估 GIST 肿瘤大小、形状、边缘、肿瘤起源层和内部回声特征，提示内镜切除是否合适，也可在 EUS 引导下行细针穿刺活检。超声内镜下，胃肠道壁由 5 层交替回声组成（图 4-49）。第一层为高回声，代表黏膜浅层。第二层为低回声，包括黏膜肌层在内的黏膜深层。第三高回声层为黏膜下层，第四低回声层为固有肌层，第五高回声层为浆膜/外膜。直肠 GIST 通常起源于肠壁第四低回声层或罕见的第二低回声层，与肌肉相比回声强度相对较高。

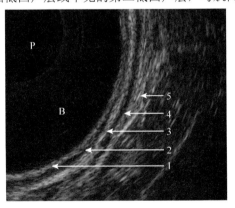

图 4-49　超声内镜检查下直肠壁分层

1. 球囊与黏膜界面（高回声）；2. 黏膜肌层或黏膜深层（低回声）；3. 黏膜下层（高回声）；4. 固有肌层（低回声）；
5. 外膜与直肠周脂肪界面（高回声）。P. 声探头；B. 充水球囊

GIST 呈边界清楚或分叶状低回声，较小的时候，可能呈均匀低回声，较大时可表现为不均质回声肿块，为肿瘤出血、坏死、囊性变所致（图 4-50）。肿瘤体积较大、形态扭曲、边界不规则、表面分叶、异质性、内部无回声间隙及高回声斑点、表面溃疡、边缘低回声晕为肿瘤 EUS 高风险

表现。使用纯血池超声对比剂进行对比增强 EUS，可以评估 GIST 的灌注特征、显示不规则的瘤内血管、检测 GIST 中是否存在存活的肿瘤组织、评估分子靶向治疗反应，在碘过敏或妊娠患者中还可以代替 CT 检查。GIST 因其新生血管多而呈富血供状态，动脉期明显强化，门静脉强化程度减低。低危 GIST 一般表现为均匀性强化，而高危的 GIST 表现为不均匀强化和与大小无关的无血管区域。这些无血管区域不等于常规超声的囊性区域。分子靶向治疗诱导肿瘤结构改变，减少肿瘤血管，增加出血和（或）坏死，提示治疗反应。

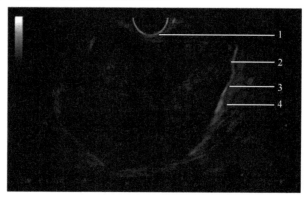

图 4-50　直肠 GIST 超声内镜图像

直肠 GIST 内镜超声表现为黏膜下低回声肿块。1. 黏膜层；2. 黏膜下层；3. 固有肌层；4. 直肠外膜与肠系膜

（四）CT 表现

CT 可作为诊断和随访胃肠道间质瘤的首选影像学检查方式。应扫描平扫、动脉期、静脉期和延迟期的多期图像。平扫图像有助于识别出血和钙化，并为评估肿瘤强化提供基线。静脉注射对比剂是必要的，以观察 GIST 增强的程度、方式及肿瘤血管（图 4-51）。

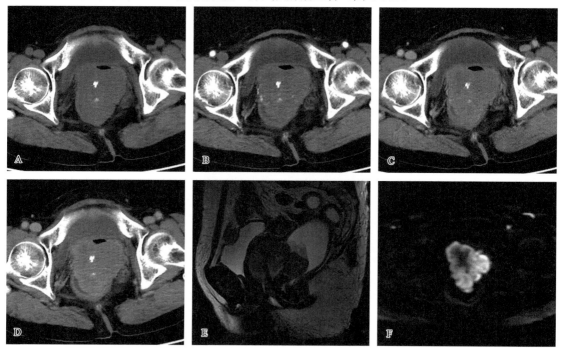

图 4-51　直肠 GIST 的 CT、MRI 图像

直肠中下段前壁肿块，凸向腔内、外。A. CT 平扫肿块内见钙化灶；增强扫描（B. 动脉期；C. 静脉期；D. 延迟期）可见肿块中度、不均匀强化；E. T$_2$WI 矢状位，直肠前壁可见跨壁肿块，内见片状低信号，为钙化灶；F. DWI 肿块实性部分呈高信号

　　GIST 的 CT 表现取决于其大小和侵袭性。小病变（直径<5cm）通常边界清楚，密度相对均匀，呈软组织密度，偶可见小点状钙化。大病变（直径≥5cm）通常边界不清，分叶状，密度不均匀，并有向周围结构扩散的趋势。较大 GIST 经常显示中央坏死或出血区。出血或坏死的病变可形成囊腔或空腔。空腔可与肠腔相通，包含空气、气液平面。中央气体和壁钙化是不常见的表现。大的 GIST 肿瘤通常会推移邻近的结构和血管，也可能会直接侵犯邻近的结构，导致消化道溃疡和瘘管形成。增强扫描通常表现为不均匀、中等或明显强化的肿物，周围可见存活的富血供的肿瘤组织强化区。

　　约 50% 的患者在诊断时出现转移。肝脏是最常见的转移部位，其次是腹膜。转移瘤常表现出与原发性 GIST 相似的影像学特征。肝转移疾病在动脉期表现为典型的富血供，在静脉期则表现为对比剂流出，在门静脉期可能相对隐蔽（图 4-52）。

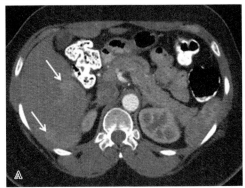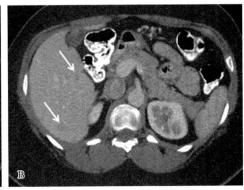

图 4-52　GIST 肝转移瘤 CT 图像

肝右叶两处富血供转移灶。A. 动脉期增强 CT 图像肝右叶显示两处富血供转移灶（箭头）；B. 静脉期 CT 增强图像显示，与动脉期图像相比，转移灶的增强程度相对较低（箭头）、模糊

　　随着分子靶向治疗的发展，多种不良反应已被证实。影像学检查有助于治疗相关并发症的早期诊断，如胃肠道或瘤内出血、液体潴留（可表现为胸腔积液、心包积液、肺水肿、腹水或广泛的皮下水肿）、肝炎、胆囊炎、胰腺肿胀、胰腺萎缩、胰腺炎、肠管积气、肠穿孔和瘘管形成等。

（五）MRI 表现

　　MRI 检查可作为 CT 的补充检查方法，对确定 GIST 肿块的来源、与肛门边缘的距离、与邻近器官的关系，判断肿块的良恶性和对肿瘤的术前分期有重要意义。肿瘤的实性、存活部分 T_1WI 呈低信号、T_2WI 呈中至高信号，注射对比剂后强化。MRI 的信号强度可能因出血的数量、坏死的程度和囊变的形成而不同。肿瘤内出血区域在 T_1WI 和 T_2WI 加权像上表现为从高到低的信号强度，这取决于出血的时间。成人肿瘤内囊变或低表观弥散系数（ADC）值提示为高危 GIST。在 MRI 上，小的 GIST 呈圆形，动脉期明显而均匀强化，而大的 GIST 呈分叶状，轻度、不均匀、渐进性强化，常伴有瘤内囊性、出血和坏死改变（图 4-53）。

　　肝转移瘤可孤立或多发，常表现为界线明确的结节，有囊性病变或中央囊性病变区，可能类似于囊肿或血管瘤。在 MRI 上，当有治疗反应时转移病灶 T_2WI 信号强度逐渐增加，以前的实体肿瘤区域可能表现为囊性，水分子运动不受限，ADC 值增加。治疗后 ADC 值也可能下降，可能是由于抗血管生成作用导致血容量和细胞外空间减少。此外，由于血管的正常化、重构和纤维化的发展，ADC 的增加可能不是一个长期现象。肿瘤治疗后可能因囊性或出血性改变，在 MRI 看起来更大、更清晰。疾病复发时囊性转移灶的壁增厚、强化。

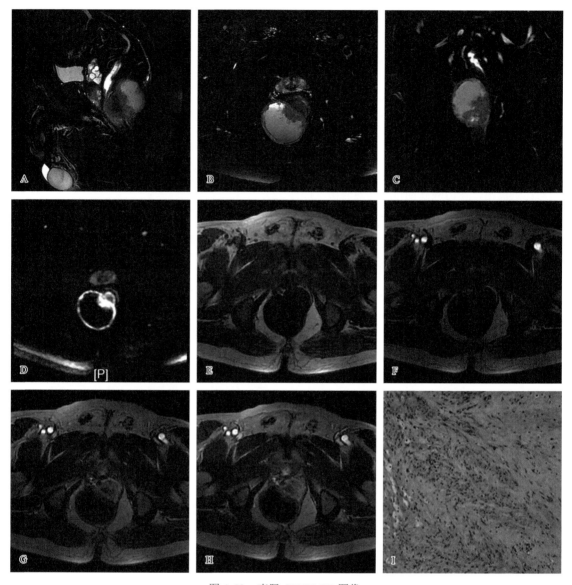

图 4-53 直肠 GIST MRI 图像

直肠下段类圆形异常信号，T_2WI（A. 矢状位；B. 横轴位；C. 冠状位）呈等、高混杂信号，内见液化坏死区；D.DWI 病变实性部分呈高信号；E. 横轴位 T_1WI 平扫病变呈等、低混杂信号；T_1WI 增强扫描（F～H）病变实性部分不均匀渐进性强化；I. 病理 HE 染色图片

（六）PET/CT 表现

PET/CT 可以了解肿瘤的代谢特征，帮助定性、判断有无肿瘤转移，做出分期诊断，能够早期预测靶向药物疗效、肿瘤耐药和复发。

放射性示踪剂 ^{18}F-FDG 是一种葡萄糖类似物，从血浆转运到细胞，在那里被磷酸化，然后被捕获，从而反映细胞内的葡萄糖代谢和消耗，并提供有关组织代谢的信息。肿瘤内的代谢变化可以通过标准摄取值（SUV）、最大标准摄取值（maximum standard uptake value，SUV_{max}）、肿瘤代谢体积和总病灶糖酵解来测量。肿瘤对 ^{18}F-FDG 的摄取与存活肿瘤细胞的糖酵解代谢率成正比。GIST 通常表现出明显的 ^{18}F-FDG 摄取（图 4-54）。然而，一小部分 GIST 没有 ^{18}F-FDG 摄取。[18]F-FDG 不是一种特异性的肿瘤示踪剂，手术后由于炎症导致的瘢痕中可见吸收，因此在术后 3～4 周不应进行 PET 扫描，以避免误诊。另外，在儿童中，棕色脂肪组织可能会导致 PET 扫描的假阳性结果。

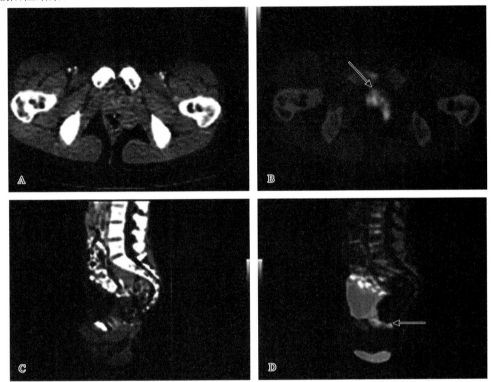

图 4-54　直肠 GIST CT 及 ¹⁸F-FDG PET/CT 图像

A、C. 增强 CT 直肠左下壁显示软组织肿块，向直肠左侧周围脂肪间隙延伸并毗邻骨盆侧壁；

B、D. ¹⁸F-FDG PET/CT 显示肿块 FDG 摄取度增加（SUV_{max} 2.9）

在接受靶向药物治疗的患者中，PET 和 PET/CT 可能对检测治疗反应更敏感，因为在肿瘤体积出现明显下降之前，¹⁸F-FDG 的摄取通常会下降。在靶向药物治疗患者的随访中，糖酵解活性的重新出现与药物的二次耐药或不遵守药物方案是一致的。对药物难治的 GIST，当停止靶向治疗时，可以观察到肿瘤内的糖酵解活性显著增加，即暴发现象，这表明肿瘤的某些部分仍然对药物有反应，而其他部分已经发展出一种新的克隆进化抗性。如果治疗前 FDG-PET 检查为阴性，则不能用于评价治疗反应。

五、影像学诊断与鉴别诊断

（一）直肠癌

直肠癌很少表现出明显的外生生长，主要是壁上或腔内成分，边缘不规则，病变肠壁纵轴长度往往大于垂直肠轴的厚度。直肠周围淋巴结肿大常见于直肠腺癌，GIST 淋巴结转移很少见。

（二）淋巴瘤

原发性直肠淋巴瘤可能类似于直肠 GIST，因为两种肿瘤都可能表现为壁内肿块并有黏膜溃疡。然而，直肠淋巴瘤主要发生在人类免疫缺陷病毒阳性人群中。原发性直肠淋巴瘤的其他影像学特征包括肿瘤同质性、同心壁增厚、腔内息肉样肿物、瘘管形成、邻近肛提肌增厚、淋巴结肿大。

（三）神经鞘瘤

多见于 40～60 岁的患者，为良性神经源性肿瘤，起源于上皮下奥尔巴赫神经丛的施万细胞，组织学上为 S-100 蛋白阳性梭形细胞肿瘤。外生性和混合性生长、无坏死和表面溃疡、出现肿大淋巴结和较大强化程度是提示神经鞘瘤的最重要的 CT 表现。胃肠道神经鞘瘤的强化随时间推移而发生，均呈均匀进行性强化，峰值强化发生在静脉期和延迟期。炎症细胞遍布神经鞘瘤，炎症可刺激周围淋巴结的增殖。神经鞘瘤周围肿大淋巴结在病理上表现出反应性炎症的特征。坏死和表面溃疡的存在是胃肠道间质瘤的重要 CT 表现。GIST 常表现为动脉期强化，门静脉期和延迟期减弱。肿大淋巴结在 GIST 中并不常见，多出现在高危 GIST 周围，可能是 GIST 的转移引起。坏死是神经鞘瘤和 GIST 鉴别的一个重要的 CT 特征。与 GIST 相比，神经鞘瘤缺乏坏死可能与肿瘤的生长速度相对较慢有关，GIST 的生长速度通常快于新生血管形成，因此坏死是它的一个重要影像学特征，尤其是在大型 GIST 中。

（四）平滑肌瘤

平滑肌瘤最常发生于食管内，常发生于胃肠道的第二层，无明显外生生长模式。平滑肌瘤在 EUS 上表现为均匀性低回声。平滑肌瘤常表现为均匀强化、强化程度较差的腔内肿块。低血管密度导致的强化差是平滑肌瘤的特征性影像学特征之一。直肠 GIST 通常起源于肠壁第四低回声或罕见的第二低回声层，与肌肉相比回声强度相对较高，常呈外生生长模式，瘤内坏死常见。典型的 GIST 是高血供、强化不均一的外生肿块，中心因出血、坏死或囊变而密度较低。平滑肌瘤的长径与短径的比值常高于 GIST。

六、影像学研究进展

目前临床影像实践主要依赖于放射科医师对病变形态征象如位置、边缘、轮廓、大小、密度、生长类型、强化程度等的主观解读。随着医学影像技术的进步，包含丰富数字信息的高质量图像不断涌现和普及，促进了人工智能技术对图像中的大数据进行深度挖掘和处理。放射组学或深度学习等人工智能在 GIST 与其他胃肠道肿瘤的鉴别诊断、手术切除后的危险分层、预后预测、评估 GIST 的基因突变状态和靶向治疗反应等方面的应用已被探索。

放射组学是基于图像异质性的数学量化，它可以提供肉眼无法识别的客观图像信息，比放射科医师的个人视觉图像判读更详细。放射组学的分析是一个多步骤的过程，从图像采集开始，包括病灶分割、特征提取、特征选择和减少、预测模型的建立，最后对结果进行验证和临床解释。深度学习是一组通过多个隐藏层提取输入图像深度特征的机器学习算法。神经网络是机器学习的一个分支，它是深度学习网络的基本结构。用于医学图像处理的深度学习算法模型包括稀疏自编码器、卷积神经网络、深度信念网络和受限玻尔兹曼机。其中卷积神经网络最受欢迎。人工智能可以应用于任何类型的影像图像，包括超声、超声内镜、CT、MRI 和 PET/CT。然而，缺乏标准化和研究方法的差异对人工智能在临床中的应用提出了挑战。未来，人工智能有望在各种基因突变的术前预测和靶向治疗疗效评估方面进行更多的研究和应用，不断向个体化、精准治疗的目标迈进。

七、治疗、治疗反应评估和随访

（一）治疗

较小的 GIST（＜2cm）如果没有恶性迹象（可能的恶性迹象有边界不规则、溃疡、出血、囊变、坏死等），可以通过积极监测来处理。然而，小的肿瘤并不排除恶性的可能性。因此，即使 GIST 很小，也应告知患者恶性的可能性。当肿瘤≥2cm，或肿瘤正在生长或有恶性迹象时，强烈建议手术切除。手术切除仍是 GIST 最主要的根治手段。术中应避免肿瘤的推挤和破裂，以减少腹膜种植的风险。直肠 GIST 预后不良的原因之一是肿瘤破裂率比非直肠 GIST 高 4 倍以上。术前治疗有助于降低术中出血和肿瘤溢出的风险。直肠 GIST 由于骨盆深、狭窄、靠近括约肌或其他器官等解剖特点，手术难度较大。对于不可切除、转移或复发的 GIST 患者，酪氨酸激酶抑制剂（TKI）伊马替尼、舒尼替尼及瑞戈非尼分别为其一线、二线和三线靶向治疗药物。伊马替尼新辅助放化疗可使肿瘤收缩，降低有丝分裂率，有效地保留肛门括约肌。

　　GIST 质脆、血供丰富，部分呈囊实性，不适当的活检可能引起肿瘤出血、破溃，以致肿瘤播散种植的严重后果。因此，国内外共识或指南对于大多数可完整切除且原发性局限 GIST，不推荐术前进行常规活检。术前活检适用于局限性进展、转移或拟进行靶向治疗的患者。活检推荐经原发部位行 EUS 引导下细针穿刺活检。内镜钳取活检常能获得肿瘤组织而明确诊断。直肠中下段 GIST 可经直肠壁进行粗针穿刺活检，阳性率极高，且收获组织足够进行基因检测。

（二）治疗反应评估和随访

　　CT 是 GIST 术后随访和 TKI 治疗反应评估最常用的成像方式。对于高危或中危的 GIST 患者，术后监测建议术后前 3 年每 3～4 个月进行一次腹部和盆腔 CT 扫描；术后 5 年每 6 个月进行一次 CT 扫描；之后每年进行一次评估。对于低风险或极低风险组的患者，建议术后 5 年内每 6 个月随访一次 CT。根据临床情况，GIST 的靶向治疗反应评估的间隔时间可能有所不同，但通常在记录初步反应后每 3～6 个月进行一次。

　　传统的肿瘤治疗疗效评价标准如实体瘤临床疗效评价标准（RECIST）是基于肿瘤的单维大小的变化。但是，在随访的 CT 成像中，即使肿瘤大小稳定，肿瘤坏死、囊性或黏液变性所致病变密度降低也提示治疗反应。在某些情况下，肿瘤大小甚至会增加，主要是因为发生了瘤内出血或黏液样变性。因此，肿瘤反应的评估不应仅仅依赖于肿瘤大小的改变，还要考虑肿瘤的代谢、肿瘤密度的变化和瘤内血管数量的变化。Choi 等开发了替代 RECIST 的标准，纳入了密度变化和大小变化。根据 Choi 标准，肿瘤 CT 密度下降 15% 或单维尺寸下降 10% 表明治疗有效，而 RECIST 则显示最长维度下降 30% 提示治疗有效。Choi 标准解决了治疗期间黏液样变性引起的假性进展问题，但不能解决模仿疾病进展的瘤内出血问题。无论肿瘤大小如何，从不均匀的高密度肿块转变为均匀的低密度肿块，并伴有增强的肿瘤结节和瘤内血管减少，表明 GIST 对伊马替尼治疗有反应。肝转移灶的密度在治疗后下降为 20～25Hu，接近水样密度。一些肿瘤可能由于继发 KIT 突变而对伊马替尼产生耐药性，导致即使在治疗后肿瘤也会发生进展。在影像学上，肿瘤进展或复发可能表现为囊性转移灶的周围壁增厚、低密度肿瘤内出现新的瘤内结节或现有瘤内结节的大小增加和增强，即使肿瘤没有增大。动态灌注 CT 在评估 GIST 对 TKI 的治疗反应方面具有潜在的价值，肝内和肝外病灶反应者的肿瘤灌注参数下降。双能 CT 是一种评估 GIST 治疗反应的有前途的影像学方法，碘摄取是比密度能更可靠地评估肿瘤治疗反应的参数，因为它不受肿瘤内出血的影响。从双能 CT 计算虚拟平扫 CT 数据还可以避免单独的平扫数据的采集，减少辐射暴露。需要指出的是，GIST 患者治疗反应的评估需要标准化的 CT 采集协议、图像重建以及对比剂使用，以保证病灶密度的差异不是因为对比剂使用和扫描设置的不同，如不同检查之间不同的管电压设置。

第三节　直肠淋巴瘤

一、概　　述

　　直肠是淋巴瘤的罕见发生部位，占所有胃肠道淋巴瘤的 6%～12%，占直肠恶性肿瘤的 0.2%～0.65%。绝大多数胃肠道淋巴瘤为非霍奇金淋巴瘤（non-Hodgkin lymphoma，NHL），霍奇金淋巴瘤（Hodgkin lymphoma，HL）罕见。HL 和 NHL 发生在同一解剖部位是一种非常罕见的疾病，称为复合淋巴瘤。NHL 分为淋巴结来源和淋巴结外来源，淋巴结外来源占 25%～50%。胃肠道淋巴组织含量丰富，是淋巴结外淋巴瘤常见的发病部位，占所有淋巴结外淋巴瘤的 20%～40%，其中大部分是系统性淋巴瘤累及胃肠道的继发性淋巴瘤，原发性胃肠道淋巴瘤较少见，占所有 NHL 的 10%～15%。胃肠道原发性 NHL 最常累及的部位为胃（50%～60%），其次为小肠（30%）、结直肠（10%～20%）和食管（1%）。

原发性直肠淋巴瘤绝大多数为 B 细胞来源的，占 80%～90%，包括弥漫大 B 细胞淋巴瘤（diffuse large B-cell lymphoma，DLBCL）、黏膜相关淋巴组织（mucosal-associated lymphoid tissue，MALT）淋巴瘤、套细胞淋巴瘤、滤泡淋巴瘤、B 淋巴母细胞淋巴瘤、伯基特（Burkitt）淋巴瘤、慢性淋巴细胞白血病/小细胞淋巴瘤等类型。DLBCL 是最常见的淋巴瘤病理类型，其次是 MALT 淋巴瘤。MALT 淋巴瘤的 Ki-67 阳性率一般不高，肿瘤细胞的分化能力较弱，预后较好。MALT 转化为高级别 DLBCL 的情况也有发生。在艾滋病人群中最常见的 NHL 形式是 DLBCL 和 Burkitt 淋巴瘤。T 细胞淋巴瘤（NK/T 细胞淋巴瘤）不太常见，占 4%～6%。外周 T 细胞淋巴瘤胃肠道累及的比例不到 10%。与西方国家相比，亚洲国家（如中国）通常有更高的 T 细胞淋巴瘤比例，这可能是宿主反应的差异或病因因素改变所致。胃肠道原发性 T 细胞淋巴瘤的临床过程比 B 细胞型更具侵袭性，治疗效果不佳，预后极差。

二、临床与病理

直肠淋巴瘤的危险因素可能有遗传、环境、辐射、化学致癌剂、乳糜泻、微生物感染（如 EB 病毒、幽门螺杆菌、空肠弯曲菌感染）、免疫抑制（器官移植、艾滋病或长期使用激素）。炎症性肠病是否为胃肠道淋巴瘤的危险因素还存在一定的争议。用于治疗炎性肠病的免疫抑制药物如使用硫嘌呤和抗肿瘤坏死因子治疗，与这些患者易患胃肠道淋巴瘤有关。艾滋病患者胃肠道 NHL 发病率明显增加。

直肠淋巴瘤起源于肠壁黏膜固有层的淋巴组织，但是由于直肠黏膜层只有少量淋巴细胞，而缺少上消化道常见的淋巴滤泡结构，原发性直肠淋巴瘤较罕见。肉眼观，可见溃疡型、隆起型或浸润型。①溃疡型：表现为大小不等的溃疡，可为单发，也可为多发，常伴有出血。②隆起型：直肠黏膜单发或多发的结节性隆起，大小不一，表面可有糜烂、浅溃疡或出血，可累及直肠壁各层。③浸润型：可表现为局限性和弥漫性，前者局部黏膜增厚、变粗，后者则可为大面积的脑回样改变，使直肠壁失去弹性，类似皮革样改变。

原发性直肠淋巴瘤患者发病年龄高峰在 50～70 岁，平均年龄为 50～60 岁。低度恶性淋巴瘤比高度恶性病变的患者更倾向于年轻化。近年来，随着艾滋病患者的增多，其发病率有年轻化趋势。直肠淋巴瘤好发于男性，男女比例约为 1.5：1 或 2：1。临床主要表现有直肠出血、腹痛、大便习惯改变、肛门下坠感、恶心、呕吐、发热、体重减轻等，为非特异性的消化道症状，与其他直肠肿瘤甚至炎性肠病难以区分，这可能导致诊断延迟和预后不良。与淋巴结来源的 HL 比较，不规则发热和盗汗等表现较少。直肠淋巴瘤的肠梗阻不常见，即使在引起管腔狭窄的淋巴瘤中也是如此。黏膜下淋巴细胞浸润导致固有肌层弱化，同时缺乏结缔组织增生反应，可导致直肠动脉瘤样扩张。由于以肿瘤成分为主，纤维组织较少，发生穿孔的机会较多。直肠指诊可触及质硬肿物，边界欠清，活动度差，无明显压痛，退指后指套可见染血。晚期可有肝脾大、恶病质等表现。实验室检查中 LDH 水平升高可能是一个诊断线索，尽管这也可能是非特异性的。

淋巴结转移是淋巴瘤最主要的转移途径，60% 的病例伴有淋巴结转移。

淋巴瘤的整体治疗因患者的组织学亚型、临床分期、年龄和整体健康状况而异。最有效的治疗方式仍有争议。越来越多的证据表明，在惰性淋巴瘤中宜采用"等待和观察"策略，而不是积极治疗。非手术治疗方式，如放射治疗和化疗对侵袭性肿瘤有利。一般认为放化疗存在的主要问题是可能造成直肠出血、穿孔和继发性恶性肿瘤。抗幽门螺杆菌感染的微生物治疗被发现可以治疗直肠的 MALT 淋巴瘤。急诊情况下，如肠梗阻、肠套叠、肠穿孔和无法内镜控制的胃肠道大出血，应手术治疗。对于局灶性病变，可以在没有功能损害的情况下进行完全肿瘤切除。对于广泛疾病患者，不再推荐根治性手术。在发现残留肿块的情况下，可能需要进行二次手术。干细胞或骨髓移植是那些对标准治疗无效的疾病的潜在选择。

三、影像学检查方法

直肠指诊配合内镜检查是评估直肠肿瘤的最常用方法。内镜检查可以显示肿瘤，并提供对组织进行明确组织学诊断的途径；对于浅表息肉样肿瘤，内镜下也可切除。然而，单凭内镜检查不能准确显示直肠肿瘤的壁内范围，也不能准确显示被正常黏膜覆盖的直肠肿块样突起是黏膜下壁内肿瘤还是起源于直肠周围的壁外肿瘤。影像学检查，特别是经直肠超声和磁共振成像，可以评估整个肠壁厚度和直肠周围组织，有助于进一步确定肿瘤的特征。经直肠超声可与内镜检查结合，可以显示直肠壁的不同层。直肠磁共振成像比超声内镜具有更强的软组织分辨力、多平面成像能力和更宽的视野，被认为是评估直肠和直肠周围肿瘤的比较有优势的检查方法。

四、影像学表现

（一）X 线表现

X 线钡灌肠造影是最基本的检查方法，大致可表现为肿块性、浸润性、溃疡性及息肉性改变，征象可表现为黏膜迂曲粗大，多发结节的充盈缺损，或肠壁僵硬而肠腔稍窄。往往钡剂造影充盈缺损的边缘光整，如有溃疡，其围堤常较光整，与溃疡型直肠癌宽窄不一且有指压痕的围堤有所不同。钡灌肠不适用于肿瘤分期，缺乏特异性表现，难以区分肿瘤性病变与炎性肠病。

（二）超声内镜表现

超声内镜检查术（EUS）是非常有效的诊断手段，不仅能准确地判断原发性直肠淋巴瘤的浸润深度，是否侵及周围组织，同时对了解直肠周围淋巴结的转移情况有较高的应用价值。直肠淋巴瘤超声表现多为不规则病灶，界线清晰，回声一般相对均匀，常表现为低回声，也可见强回声。淋巴瘤的病变浸润深度一般较浅，多局限于黏膜、黏膜下层，少有侵及肌层，病灶周围可见丰富的血流信号。Burkitt 淋巴瘤生长迅速，通常较大，可有坏死，可累及长节段肠壁，超声检查可表现为炸面包圈征，即增厚、分层的环形，其外部低回声与肠壁层相对应，而内部高回声则由腔内空气或黏液引起。

（三）CT 表现

CT 有助于直肠淋巴瘤的检测，判断病灶范围、浸润深度、淋巴结转移情况以及分期和随访，准确率比 EUS 稍差，主要由于在判别淋巴结转移或反应性淋巴结增生上有一定的难度。直肠淋巴瘤 CT 影像可有以下表现。

1. 息肉样/结节型　显示密度均匀的息肉样或结节状肿物。

2. 浸润型　淋巴瘤环壁浸润，肠管长节段受累，肠壁增厚，密度较均匀，CT 值略高于邻近肠壁，肠管周围脂肪间隙较清晰，很少直接向周围浸润（图 4-55）。尽管直肠壁增厚明显，但由于缺乏结缔组织反应而管腔狭窄不明显，肠壁仍有一定的扩张度和柔韧度。淋巴瘤可有黏膜褶皱肥大，严重时表现为梳状肠壁增厚，是淋巴瘤的特征之一。

3. 动脉瘤型　当病变累及固有层的自主神经丛时，可导致肌肉张力降低、肠腔扩张，最终在 CT 上表现为动脉瘤样扩张。增强扫描动脉期 B 细胞来源的淋巴瘤呈轻度均质强化；而 T 细胞来源的淋巴瘤动脉期病灶多呈不均匀强化，其表现与结直肠癌相似，较难鉴别。

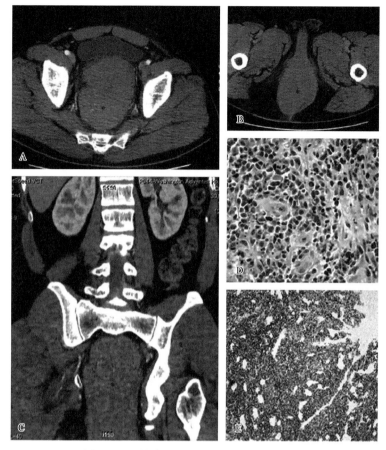

图 4-55　原发性直肠淋巴瘤 CT 及病理图像

轴位（A、B）和冠状位（C）增强 CT 图像显示均质、同心的直肠壁增厚，管腔受压（*）。组织学标本（D）显示粘连性差的大细胞伴单细胞坏死和大量有丝分裂。CD20 免疫组化染色呈强阳性，证实弥漫大 B 细胞淋巴瘤的组织学印象（E）

直肠淋巴瘤并发症在高级别淋巴瘤中常见，尤其是在 DLBCL 中。大多数并发症与预后较差和死亡率增加有关。影像学检查在评估和诊断并发症中是必不可少的。通常在对有明显胃肠道出血的患者进行栓塞或手术计划之前进行 CTA，它对鉴别动脉解剖、对比剂外渗、假性动脉瘤形成及评估局部病变程度和合并并发症具有重要价值。CT 上肠道穿孔的影像学表现为腹盆腔游离气体、溃疡性肿瘤、肠壁缺损。瘘管形成可以看到一个坏死的通道连接着直肠和周围脏器，内含气体、坏死物。淋巴瘤是高凝状态的危险因素，可增加静脉栓塞的风险。肿瘤癌栓是一种罕见的淋巴瘤并发症，是淋巴瘤肿物直接延伸的结果，影像学表现通常为一个大的浸润性肿块，延伸至邻近的血管和肿瘤栓塞。与血栓相比，肿瘤癌栓表现出与直肠淋巴瘤相似的增强。淋巴瘤肿物还可引起静脉的外部压迫，导致静脉扩张和静脉曲张。

（四）MRI 表现

直肠壁不规则或同心圆样增厚，黏膜肥大或弥漫浸润，有时可见溃疡，黏膜下层可见结节或肿块，信号较均匀，T_1WI 呈等低信号，T_2WI 呈等/稍高信号；淋巴瘤的细胞密度高，弥散受限，ADC 图呈低信号（图 4-56）；由于淋巴组织中的血管少而细，增强扫描主要呈轻到中度强化。肠管可见管腔变窄或动脉瘤样扩张，可能伴有瘘形成、邻近的肛提肌增厚、局部淋巴结肿大。

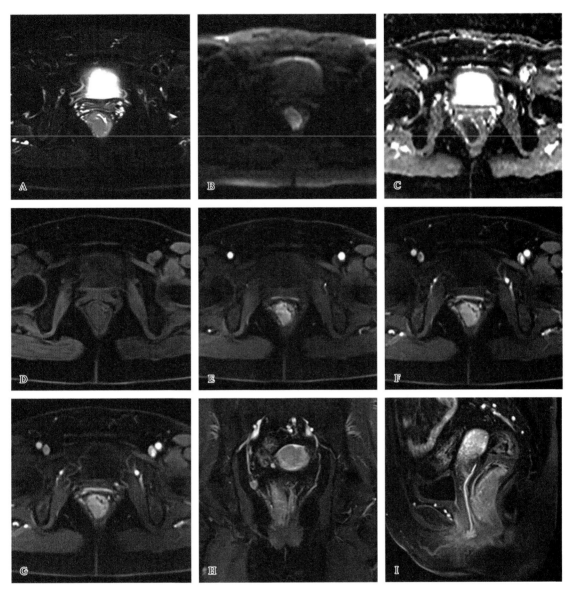

图 4-56　直肠 MALT 淋巴瘤 MRI 图像

直肠下段右后壁增厚，T_2WI（A）呈稍高信号，DWI（B）呈高信号，ADC 图（C）呈低信号，

T_1WI 平扫（D）呈等信号，T_1WI 增强扫描（E～I）可见中度、均匀强化

（五）PET/CT 表现

PET/CT 已经逐步应用于淋巴瘤的诊断，可通过检测局部和远处淋巴结受累，帮助淋巴瘤的分期，有助于观察肿瘤扩散和邻近血管和器官的侵犯，也可以评估治疗反应。PET/CT 在检测高级别 NHL 时尤其有用，可显示局灶性、结节性或弥漫性 ^{18}F-FDG 摄取增加（图 4-57）。然而，它在 MALT 淋巴瘤的诊断、分期和随访中并不那么有用。大多数低级别 B 细胞淋巴瘤 ^{18}F-FDG PET 为阴性，这可能反映了这类疾病一般增殖指数较低。与血栓相比，肿瘤瘤栓表现出与原发病灶相似的嗜 ^{18}F-FDG 摄取。肠蠕动、正常胃肠道淋巴组织、肉芽肿或炎症情况（如克罗恩病、肠结核、痔疮和憩室炎）可能导致胃肠道淋巴瘤 ^{18}F-FDG PET/CT 检查的假阳性结果。

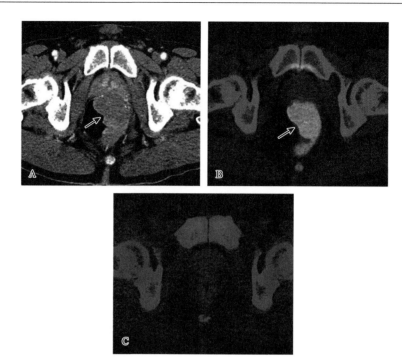

图 4-57　直肠 MALT 淋巴瘤

A. 轴位增强 CT 图像显示直肠下部肿块突入至直肠腔内（箭头所示）。B. 轴位 ^{18}F-FDG PET/ CT 图像显示肿瘤明显的高代谢（箭头所示）。C. 轴位 ^{18}F-FDG PET/ CT 图像显示化疗结束后肿瘤完全缓解，高代谢消退

五、影像学诊断与鉴别诊断

（一）直肠癌

直肠癌多表现为肠壁僵硬，肠腔不规则狭窄，可出现肠梗阻征象，肿瘤密度不均，可伴有较大的边缘不规则溃疡、出血、坏死。增强扫描病变呈明显不均匀强化，在门静脉期表现为较高或类似于在动脉期的增强。可有邻近组织脏器浸润。常有局部淋巴结肿大。直肠淋巴瘤累及肠管范围较长，肠壁较厚，肠狭窄情况不明显，常无肠梗阻表现，肠壁的动脉瘤样扩张是淋巴瘤的特征性表现；肿块密度较均匀，常不伴溃疡；增强扫描多呈轻中度均匀强化，动脉期、门静脉期强化程度无明显差异。受累肠段周围脂肪间隙较清晰，较少向周围脂肪间隙浸润，腹腔内淋巴结弥漫性肿大的发生率高。

（二）克罗恩病

克罗恩病是一种慢性胃肠道炎性肉芽肿性疾病。克罗恩病的病变通常呈多发、广泛、跳跃性分布，肠壁增厚和肠系膜淋巴结肿大的程度不如淋巴瘤明显。钡餐检查常见纵向溃疡和鹅卵石样表现。原发性淋巴瘤的溃疡很少，但当出现溃疡时，病变会变得不规则、大而深。

（三）性病淋巴肉芽肿直肠炎

CT 表现为直肠周壁增厚、黏膜下水肿、直肠周围脂肪淤积、精囊肿大、盆腔和（或）腹膜后淋巴结肿大。

六、影像学研究进展

目前，经直肠超声、CT 或 MRI 常用于直肠淋巴瘤的影像学诊断。^{18}F-FDG PET/ CT 是一种有

用的辅助成像技术。直肠淋巴瘤的影像学表现多变，可分为息肉样肿物、环周浸润、溃疡、黏膜褶皱增厚等，与直肠区域的其他良性和恶性病变表现有所重叠。影像成像在直肠淋巴瘤并发症的识别中也起着关键作用，如受累肠道与邻近结构的穿孔、梗阻和瘘等。由于直肠淋巴瘤罕见，多数相关研究基于病例报告。

人工智能作为一种有前途的非侵入性技术，从医学成像中提取肿瘤异质性的潜在特征，可能为患者肿瘤检测、风险分层、预后和辅助决策提供参考。目前已有研究探讨了 PET/CT 放射组学在原发性胃 DLBCL 分层中的作用。但目前尚缺乏人工智能在直肠淋巴瘤中的应用。

第四节　直肠神经内分泌肿瘤

一、概　　述

神经内分泌肿瘤是一组来源于肽能神经元及神经内分泌细胞的异质性上皮肿瘤，具有侵袭深层或转移等恶性潜能。神经内分泌肿瘤可发生在全身多个系统或器官，最常见于胃肠道，直肠是亚洲人群胃肠道神经内分泌肿瘤最常见的部位。尽管近年来发病率增加，直肠神经内分泌肿瘤（rectal neuroendocrine neoplasm，R-NEN）仍然是罕见的肿瘤，其发病率仅为所有直肠肿瘤的1%～2%。

二、临床与病理

R-NEN 的发病年龄多为55～60岁，男性略多于女性。R-NEN 通常是单发，只有2%～4%是多发。R-NEN 可分为功能性和非功能性。如果肿瘤产生的代谢产物和激素可引起相应的临床症状，则被称为功能性神经内分泌肿瘤；如果肿瘤仅产生激素，但无相关临床表现，则被称为无功能性神经内分泌肿瘤。临床上，R-NEN 多为无功能性肿瘤，大多数 R-NEN 患者无症状，有症状时可表现为直肠出血、直肠疼痛、便秘、里急后重、体重减轻等。R-NEN 病变较大阻塞肠腔时，可造成肠梗阻。

R-NEN 多通过直肠指诊和结直肠镜偶然发现。R-NEN 多位于直肠中下段距肛缘小于10cm处，起源于黏膜或黏膜下层，通常生长缓慢，体积小，大多数直径小于10mm。内镜下，R-NEN 常呈小而圆的息肉样隆起型，表面光滑、完整，伴有正常黏膜或黄色的黏膜变色（反映嗜铬粒蛋白的存在）；R-NEN 还可以表现为扁平、轻微隆起或溃疡型。

2019年《世界卫生组织消化系统肿瘤分类》（第5版）中，胃肠道神经内分泌肿瘤被分为高分化神经内分泌肿瘤（neuroendocrine tumor，NET）、低分化神经内分泌癌（neuroendocrine carcinoma，NEC）和混合性神经内分泌-非神经内分泌肿瘤（mixed neuroendocrine-nonneuroendocrine neoplasm，MiNEN）（表4-20）。按肿瘤细胞类型，R-NEN 可分为 L 细胞型、EC 细胞型。L 细胞型最常见，通常较小。NEC 可分为小细胞型和大细胞型。直肠大细胞 NEC 罕见，属于原发性结直肠肿瘤中预后最差的亚组，有较高的侵袭和转移倾向。MiNEN 是一种由神经内分泌和非神经内分泌成分联合形成的肿瘤，每种成分至少占病灶的30%才属于 MiNEN 的范畴，其中的神经内分泌成分可以是 NET 型或 NEC 型。胃肠道 NET 和 NEC 是通过组织学来区分的，分化良好的 NET 肿瘤细胞呈巢状、索状排列，细胞有细小染色质和丰富的双亲性细胞质，可能存在斑片状内分泌异型性，有丝分裂象通常不常见，坏死也罕见。低分化 NEC 表现为恶性细胞呈片状排列，有丝分裂率高，坏死明显。神经内分泌肿瘤分级使用有丝分裂率（每 $2mm^2$）和 Ki-67 免疫组织化学指数。NET 可以是任何级别；NEC 没有数值分级，因为根据定义它们基本上是高级别的。多数 R-NEN 为 G1 级。G2 或 G3 级肿瘤占2%～13%，与 G1 级肿瘤相比，发生转移的风险明显更高。R-NEN 通常转移到肝脏、局部和远处淋巴结、肺和盆腔腹膜，可引起肠或输尿管梗阻。

表 4-20　2019 WHO 胃肠道神经内分泌肿瘤的分级、分类标准

术语	分化程度	有丝分裂率/2mm^2（%）	Ki-67 指数（至少 500 个细胞）(%)	级别
NET，G1	分化良好	<2	<3	低
NET，G2		2～20	3～20	中
NET，G3		>20	>20	高
NEC，小细胞型	分化差	>20	>20	高
NEC，大细胞型		>20	>20	高
MiNEN	良好或差	可变	可变	可变

注：NET 神经内分泌肿瘤，NEC 神经内分泌癌，MiNEN 混合性神经内分泌-非神经内分泌肿瘤。

　　R-NEN 的重要预后因素是疾病的分期。R-NEN 是根据欧洲神经内分泌肿瘤学会（European Neuroendocrine Tumor Society，ENETS）、美国癌症联合委员会（American Joint Committee on Cancer，AJCC)/国际抗癌联盟（Union for International Cancer Control，UICC）第 8 版结直肠神经内分泌肿瘤 TNM 标准进行分期的（表 4-21）。大多数 R-NEN 局限于黏膜下层，尽管有 8%～19% 的 R-NEN 可发生固有肌层侵犯。R-NEN 发生淋巴结转移的风险随着肿瘤的增大而增加，多数 R-NEN（70%～85%）的直径<10mm，发生转移的风险较低（<3%），10～20mm 肿瘤的转移风险为 10%～15%，>20mm 肿瘤的转移风险为 60%～80%。

表 4-21　ENETS 和 AJCC/UICC 结直肠神经内分泌肿瘤 TNM 分期

分期	描述
T$_x$	原发性肿瘤未评估
T$_0$	没有原发性肿瘤的证据
T$_1$	肿瘤侵袭黏膜或黏膜下层，不超过 2cm
T$_{1a}$	肿瘤最大径小于 1cm
T$_{1b}$	肿瘤最大径为 1～2cm
T$_2$	肿瘤侵犯固有肌层；或大于 2cm，侵犯黏膜或黏膜下层
T$_3$	肿瘤侵犯浆膜下
T$_4$	肿瘤侵犯腹膜或其他器官
N$_x$	局部淋巴结状况未评估
N$_0$	无淋巴结转移
N$_1$	局部淋巴结转移
M$_x$	远处转移未评估
M$_0$	无远处转移
M$_1$	存在远处转移

　　R-NEN 的肿瘤生物标志物有突触素（synapsin，Syn）、嗜铬粒蛋白 A（chromogranin A，CgA）、细胞分化抗原 56、神经特异性烯醇化酶、胰高血糖素样肽、YY 肽/胰多肽、前列腺酸性磷酸酶、细胞角蛋白、低分子角蛋白、波形蛋白、可溶性蛋白-100 等，其中 Syn 和 CgA 最常用。高分化 NET 肿瘤细胞胞质通常弥漫性强表达 Syn 和 CgA；低分化 NEC 常弱表达 Syn 和 CgA。

　　R-NEN 治疗方式的选择是基于全面的诊断评估，取决于分期、大小、非典型特征、组织学分级和淋巴血管浸润。设备辅助的内镜黏膜切除术和内镜黏膜下剥离术用于切除<20mm 的局限性 R-NEN。经肛手术也用于切除局限性 10～20mm 的 R-NEN。肿瘤外科切除适用原发性肿瘤中直

径≥20mm 的 R-NEN；10~20mm 疑似固有肌层侵犯和淋巴管侵犯的 R-NEN；CT 或 MRI 发现疑似淋巴结转移的 R-NEN。晚期疾病可以选择多学科多系统联合治疗，如生长抑素类似物、干扰素、分子靶向药物和放化疗等。

三、影像学检查方法

影像学检查可以帮助 R-NEN 定位、判断是否转移，评估生长抑素受体（somatostatin receptor，SSTR）的密度，从而指导临床治疗、术后监测等。内镜超声能够发现微小病灶，可将高分辨率的超声微探头置于病变处进行扫描，得到病变与肠壁结构的断层切面图像，显示病变起源层次、形态大小、内部回声及其与肠壁各层次的解剖与空间关系，是消化道黏膜下病变的最佳检查方法，还可以指导内镜黏膜切除术治疗。常规影像学 CT 和 MRI 检查的优势是可以提供解剖学关系、肿瘤血供情况、远处转移情况的信息，是临床一线的检查方法。生长抑素受体显像（somatostatin receptor scintigraphy，SRS）联合 SPECT 可反映肿瘤的 SSTR 表达水平，进而反映肿瘤的分化情况。多种影像学检查方法联合应用更有利于明确病变的分级、分期及分布情况。

四、影像学表现

（一）X 线表现

常规腹部 X 线片不适用于 R-NEN 的诊断，但可能有助于确定并发症，如肠梗阻。R-NEN 钡灌肠常见影像学表现是腔内充盈缺陷、管腔狭窄、部分梗阻、肠壁增厚等。这些影像学发现并不具有特异性，炎性肠病或其他肿瘤可能具有类似的外观。

（二）超声内镜表现

超声内镜检查术（EUS）可清晰显示肠壁的不同层次和肿瘤位置，有助于判定神经内分泌肿瘤浸润直肠壁的深度和邻近淋巴结转移情况，尤其对肿瘤侵犯固有肌层深度的准确率高，对偶然切除后的残余肿瘤的评估也有帮助。ENETS 指南建议 EUS 用于 R-NEN 的初始分期，特别是评估肿瘤侵袭的深度。高频探头具有较高的分辨率，可以准确识别小至 2mm 的 R-NEN。R-NEN 一般位于肠壁的第二和（或）第三层，界线清晰，呈均匀的等回声或低回声，一般为圆形或结节状（图 4-58）。EUS 显示分叶状、不规则边缘和强回声灶，可能预示着更高级别的恶性肿瘤。

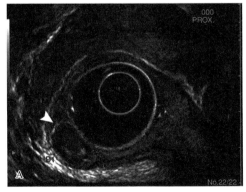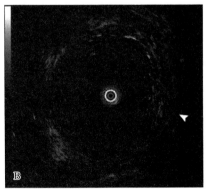

图 4-58 　直肠神经内分泌肿瘤的 EUS 图像

直肠黏膜下光滑、低回声肿物（白色箭头所示）

（三）CT 表现

由于 R-NEN 大多数为 G1 级，病灶相对较小，且多为中低位直肠起源，80% 的 R-NEN 转移性淋巴结直径＜5mm，可能导致 CT 对于 R-NEN 本身及周围淋巴结转移检测价值有限。然而，由于 R-NEN 的富血管性，增强扫描和先进的后处理技术可以改善可视化。R-NEN 通常表现为边界良好的实性孤立的小结节、息肉或管壁肿块，增强扫描明显强化（图 4-59）。有研究认为 R-NEN 静脉期强化明显，而动脉期强化程度不一，轻微强化或不强化以 G1 级为主，中等、显著强化以 G2、G3 级为主，动脉期强化程度增高提示病理分级更高。

　　CT 扫描速度快，时间、空间分辨率高，操作方便，患者甚至可以在一次屏气过程中完成胸部、腹部及骨盆的扫描，且临床医师对 CT 图像熟悉程度相对较高，使得 CT 在监测身体其他脏器有无转移方面有重要的价值，如 CT 平扫在评估肺转移方面效果很好，对比增强 CT 在评估腹部器官（如肝脏）的转移方面很有用。R-NEN 转移通常发生在肝脏（图 4-60），其他转移部位包括肺、骨骼、卵巢和腹膜。通常情况下，肝脏转移瘤在动脉早期增强，在静脉期与背景肝相比显示等密度或轻度低密度。因此，当怀疑 R-NEN 肝转移时，需要进行多期 CT 检查。CT 也被用于监测治疗效果。治疗后，肿瘤缩小或明显缺乏强化都是治疗反应的迹象。复发可能沿治疗或切除边缘发展，通常是新的强化区域或结节。

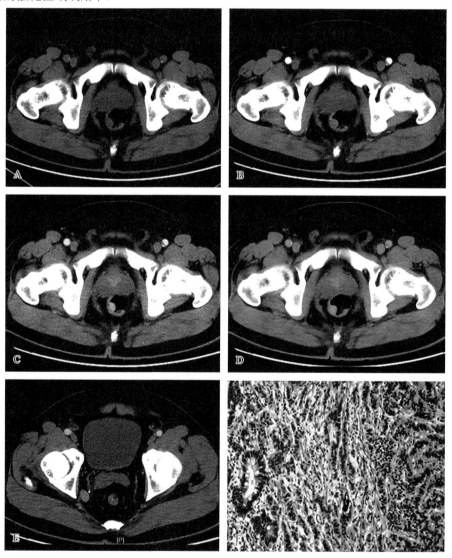

图 4-59　直肠神经内分泌肿瘤 CT 及病理图像

A. CT 平扫，直肠下段示结节隆起性病变；B. 增强扫描动脉期病变轻度均匀强化；C. 增强扫描门脉期病变明显均匀强化；D. 增强扫描延迟期病变强化程度减低；E. 盆腔右侧示肿大淋巴结；F. 病理 HE 染色，手术病理证实直肠病变为神经内分泌肿瘤（G2），伴盆壁淋巴结转移

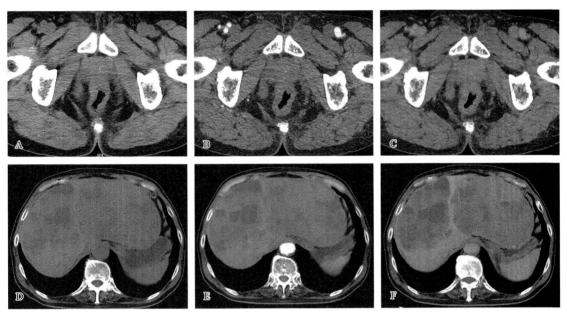

图 4-60 直肠神经内分泌肿瘤（G2）伴肝转移图像

A～C. 直肠下段管壁增厚；A. CT 平扫；增强扫描增厚的直肠管壁动脉期（B）轻度强化，静脉期（C）中度强化。D～F. 肝脏体积增大，肝内见多发等、低混杂密度肿块；D. CT 平扫；增强扫描动脉期（E）及静脉期（F）肝内肿块轻度强化

（四）MRI

直肠 MRI 能够清晰地显示肠壁各层，已广泛应用于直肠肿瘤术前分期及新辅助放化疗后再分期评估。对于大于 10mm 且侵犯固有肌层或在 EUS 中累及淋巴结的 R-NEN，建议进行直肠 MRI 检查。

在 MRI 上，相对于肌肉组织，低级别 R-NEN 常表现为小的、孤立的、浅表的黏膜下结节，大部分结节直径小于 10mm 或更小，只有少数（5%）＞20mm；T_1WI 为等信号，T_2WI 为等至高信号，在扩散加权像上表现为弥散受限（图 4-61）。不太常见的高级别低分化 R-NEN 更具有侵袭性，具有类似直肠腺癌的影像学特征，一般体积较大，跨肠壁延伸，可以浸润黏膜下层，肿瘤形态不规则，侵犯黏膜下血管、淋巴管，相对更容易囊变坏死。此外，高级别 R-NEN 的 T_2WI 信号较低级别肿瘤有所升高，这可能与肿瘤增长过快、血供不足、出现坏死囊变有关。通常来讲，肿瘤细胞通过分泌多种促血管生成因子，促进新生微血管形成，从而表现为明显强化。增强扫描有时可见腔内肿块与邻近浸润增厚的肠壁呈"鼠尾状"改变。随肿瘤增大，可出现肠狭窄、肠梗阻、腹水等征象。

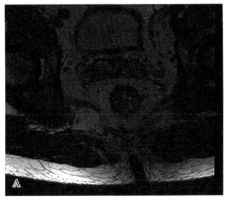
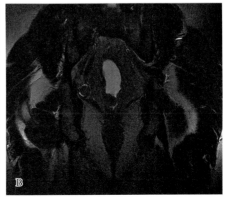

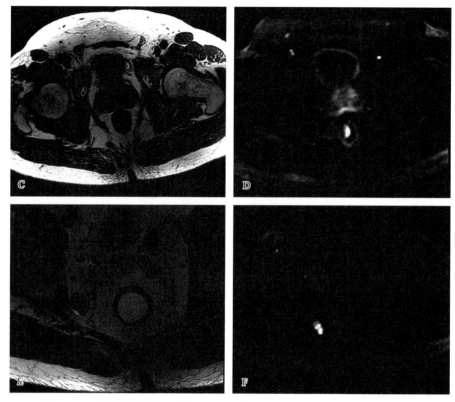

图 4-61　直肠神经内分泌肿瘤 MRI 图像（G2 级，与图 4-60 为同一病例）

直肠下段示结节隆起性病变，横轴位 T_2WI（A）及冠状位 T_2WI（B）显示病变局限于黏膜下层，与周围肌肉相比呈等至稍高信号；横轴位 T_1WI（C）呈等信号；D.DWI 显示直肠病变弥散受限；E、F 盆腔右侧显示肿大淋巴结；横轴位 T_2WI（E）呈等信号，DWI（F）显示肿大淋巴结弥散受限

　　MRI 在诊断 R-NEN 肝转移灶方面有明显的优势。大多数肝转移病变在 T_1WI 上呈中度低信号，在 T_2WI 上呈中度高信号，在动脉期表现为明显强化，在门静脉期表现为等或低信号。MRI 鉴别肝转移的能力与静脉对比剂的选择有关。钆酸二钠是一种肝特异性顺磁性对比剂。它被功能正常的肝细胞吸收并排出体外。在延迟 20min 的对比增强图像上，肝细胞和由功能肝细胞组成的病变（如局灶性结节增生）保留对比剂，没有肝细胞功能的病变（如转移瘤）不摄取对比剂。它们允许在高信号的肝实质背景上高分辨率和高对比度评估肝转移。对于临床上常用的 Gd-DTPA，约有 15% 的肝转移灶仅在增强动脉早期才能观察到。与 CT 相似，局部区域治疗后病变缺乏强化，而背景肝脏在动脉内定向治疗中可能出现形态学或灌注相关改变。疾病复发可沿治疗缘或切除缘发生，或在肝脏的其他地方发生，表现为 T_2WI 信号异常或增强的新结节区。

　　MRI 与 EUS 和 CT 成像相辅相成。虽然 MRI 能更好地评估淋巴结和肝转移，但对 T_1 期病灶的检测可能具有挑战性。DWI 在检测肝转移方面表现出良好的敏感性，神经内分泌肿瘤细胞密度高，可能在 DWI 上更容易识别。尽管如此，DWI 容易受到呼吸、蠕动和搏动的运动伪影的影响。EUS 可区分 T_1 期和 T_2 期疾病，但对 T_4 期疾病不敏感。CT 可用于评估直肠周围组织浸润、淋巴结受累和远处转移的分期。ENETS 指南支持对 >10mm、疑似残留和转移性 R-NEN 患者使用 CT/MRI，对于 <20mm 且局限于黏膜或黏膜下层的 R-NEN，CT/MRI 的敏感性较低，不推荐为常规检查。

（五）PET/CT

　　PET/CT 是分子影像学的一种，利用神经内分泌肿瘤对放射标记分子的亲和力来定位体内的疾病。它不同于解剖成像，它可以确定肿瘤生物学行为、指导治疗和预后。

1. ¹⁸F-FDG PET/CT　¹⁸F-FDG 是一种葡萄糖类似物，被主动运输到细胞内，随后留在细胞内。肿瘤细胞由于其更高的代谢活性，通常比正常组织有更高的 ¹⁸F-FDG 摄取。神经内分泌肿瘤的代谢率一般低于大多数癌症，这可能与大多数神经内分泌肿瘤的惰性肿瘤行为有关，如 G1 和 G2 肿瘤，所以对于大多数神经内分泌肿瘤而言 ¹⁸F-FDG PET/CT 并不敏感，常显示假阴性结果。但是¹⁸F-FDG 被认为是 G3 肿瘤以及一些更高级别神经内分泌肿瘤的首选放射示踪剂，如果 ¹⁸F-FDG PET/CT 检测示神经内分泌肿瘤为高代谢，通常表示肿瘤预后较差。¹⁸F-FDG PET/CT 在鉴别肠胰神经内分泌肿瘤进展方面具有较高的诊断准确性，是预测接受肽受体放射性核素治疗患者治疗效果的有用工具。

2. 生长抑素受体显像　R-NEN 通常在细胞膜上表达 SSTR，放射性核素标记的生长抑素类似物注入体内后可与表达 SSTR 的 R-NEN 结合，达到诊断原发性肿瘤和转移灶的目的。在所有可用的方法中，带有 ⁶⁸Ga 标记的生长抑素类似物的 PET/CT（⁶⁸Ga-DOTATATE、⁶⁸Ga-DOTANOC和 ⁶⁸Ga-DOTATOC）具有最佳的诊断准确性。放射性核素摄取与肿瘤细胞表达的 SSTR 水平密切相关。随着肿瘤增殖率 Ki-67 指数的增加，神经内分泌肿瘤中生长抑素受体表达减少。所以⁶⁸Ga-DOTANOC PET/CT 更适合于 G1、G2 级 R-NEN 评估。⁶⁸Ga 标记的生长抑素受体核素-PET已成为分化良好的神经内分泌肿瘤诊断的金标准。SRS 也常被用于筛查适合肽受体核素治疗的患者。高级别或低分化的 R-NEN 可能不表达生长抑素受体，对于 Ki-67＞15% 的神经内分泌肿瘤，通常首选 ¹⁸FDG PET/CT 代谢性成像（图 4-62）。

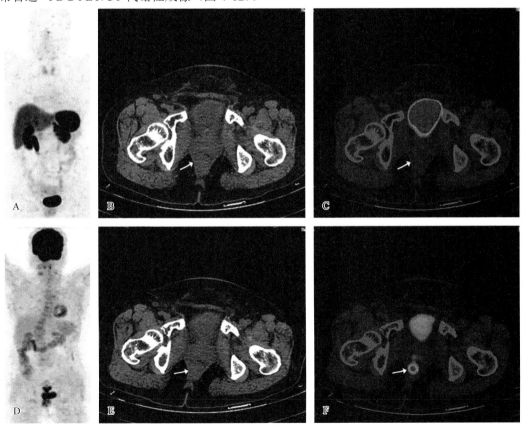

图 4-62　直肠神经内分泌癌 PET/CT 图像

A～C. ⁶⁸Ga-DOTANOC PET/CT 图像及相应的 MIP 图像，显示 ⁶⁸Ga-DOTANOC 未被直肠神经内分泌癌病灶摄取，

而 ¹⁸F-FDG PET/CT 成像（D～F）显示 ¹⁸F-FDG 被病灶摄取

五、影像学诊断与鉴别诊断

低级别 R-NEN 影像学表现多为黏膜下肿物的特点，诊断主要应与腺瘤样息肉、其他肿瘤（如胃肠道间质瘤、平滑肌瘤、淋巴瘤、转移瘤等）、子宫内膜异位症、炎症病变等相鉴别，但确诊需要依靠病理。高级别 R-NEN 肠壁增厚，可侵及直肠肌层、浆膜或浆膜外，与直肠癌鉴别困难。与直肠腺癌相比，R-NEN 患者年轻，肿瘤体积小，更常位于直肠下部，位置表浅，淋巴管或静脉浸润相对少见，转移淋巴结尺寸相对较小。

六、影像学研究进展

医学人工智能可能会对 R-NEN 的识别、病理类型和分级的预测、疾病进展和复发的监测有所帮助。

七、随　　访

根据 ENETS 2017 年指南，建议的随访类型和时间分别基于肿瘤的大小、分级和手术结果。对于肿瘤直径＜10mm 的 G1/2 级 R-NEN，当完全切除时，在内镜切除后 12 个月只进行一次内镜检查是可取的，不需要进一步随访。对于肿瘤直径为 10～20mm 的 G1/2 级病变，建议每年进行内镜随访。此外，推荐使用 CT 或 MRI 检查；SRS 建议每 12～24 个月进行一次。对于肿瘤直径＞20mm 的病变，完全或不完全切除，建议每 3～12 个月近距离随访，内镜每 6～12 个月检查一次，CT 或 MRI 每 3～12 个月检查一次，SRS 每 12～24 个月检查一次。在 NEC/G3 级 R-NEN 完全或不完全切除的罕见病例中，建议 CT 或 MRI 每 3 个月一次，每 6～12 个月做一次内镜检查；每 12 个月进行一次 ^{18}F-FDG PET/CT 检查。在任何情况下，如果怀疑复发或进展，可能需要进行 EUS。

第五节　黑色素瘤

一、概　　述

单纯直肠黑色素瘤罕见，临床常见的直肠黑色素瘤一般发生在直肠下段和肛管齿状线附近，可能与齿状线附近有大量黑色素细胞有关，称肛管直肠恶性黑色素瘤（anorectal malignant melanoma，AMM）。因齿状线区域具有丰富的血供及淋巴组织，肿瘤易早期发生转移。肛管直肠恶性黑色素瘤在黑色瘤中仅次于皮肤、眼睛，发病率占全身恶性肿瘤的 0.2%～3%，在肛管直肠恶性肿瘤中占比约为 1%。预后极差，5 年生存期不到 20%。

二、临床与病理

（一）临床

AMM 的临床表现缺乏特异性，常以大便形状或习惯改变、便血、肛周不适及肛门肿物等为主要表现，也有部分患者伴有肛门疼痛、里急后重等，与内痔、直肠息肉、直肠癌等疾病类似；常被误诊为痔或息肉，发现肿瘤时体积往往较大。因此初诊时，往往不会首先考虑恶性黑色素瘤，临床误诊率极高，达 80% 左右。该病恶性程度相当高，具有较强的转移性和侵袭性。早期患者容易发生血行转移，一般转移到脑、肝、肺等部位，可早期发生闭孔、局部及腹股沟淋巴结转移等。

（二）病理

有研究认为肛门区域 AMM 起源于复层扁平上皮的生黑色素细胞；直肠 AMM 由直肠肛管连接部的肿瘤侵犯延伸而来或于散在黑色素细胞恶变之前迁移至直肠黏膜。镜下典型的 AMM 细胞为巢样排列的梭形或上皮样细胞，细胞异型性明显，核分裂象多见，细胞内的色素颗粒有助于黑色素瘤的诊断，然而这一比例只占 30%～70%。少数病例难以找到黑色素，因此免疫组化对诊断恶性黑色素瘤有不可替代的意义。S-100 是诊断恶性黑色素瘤的重要标志物之一，大部分原发性或转移性恶性黑色素瘤均有表达，但是其特异性不高。近年来，SOX10 被认为是黑色素病变的最佳标志物，其敏感性与 S-100 相似，但特异性高于 S-100。HMB45 特异性强，但敏感性较低，60%～80% 病例呈阳性表达。Melan A 则具有较强的敏感性和特异性，其灵敏度达 90%～100%。Ki-67 增殖指数对区分良恶性有一定作用，在皮肤良性黑色素性病变中 Ki-67 增殖指数常＜5%，而在恶性黑色素瘤中为 13%～30%。由于部位不同，恶性黑色素瘤的标志物也会有差别，阳性可以协助诊断，但阴性也不能排除，需联合应用，以提高诊断的准确性（图 4-63）。

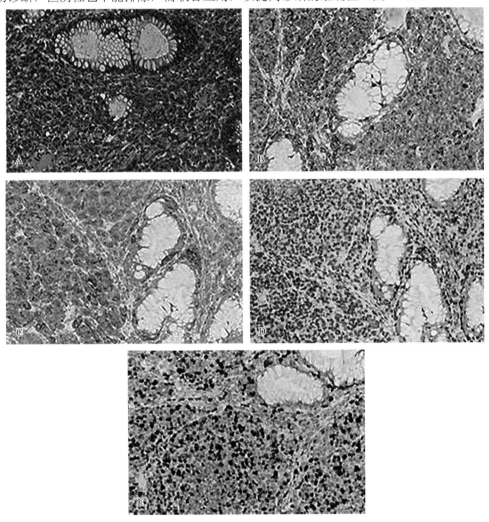

图 4-63　原发性直肠肛管恶性黑色素瘤病理图像

组织学显示弥漫性浸润的大而多形性的肿瘤细胞（A），免疫组化分析 HMB45、Melan A、SOX10 阳性（B～D），
肿瘤细胞增殖指数 Ki-67 在 70% 左右（E）

三、影像学检查方法

AMM 的影像学检查方法有 X 线检查（造影剂灌肠）、CT 及 MRI 扫描，其中 MRI 扫描具有一定的特异性，对 AMM 的术前定性有较大的意义。

四、影像学表现

（一）X 线表现

X 线检查对较大病灶有提示作用，但无法定性，对较小病灶容易漏诊。大多表现为肛门直肠区规则或不规则的充盈缺损影，边缘不光滑，邻近肠腔变窄（图 4-64）。

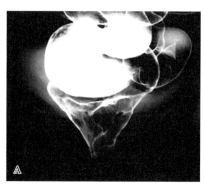
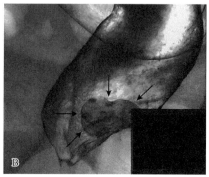

图 4-64　钡灌肠造影表现

A. 肛门直肠区域隆起性病灶，表面光滑（箭头所示）；B. 肛门边缘附近直肠中约 2cm 大小的结节状充盈缺损（箭头所示）

（二）CT 表现

AMM 多数表现为突出于肠管腔内的结节状、息肉状、蕈伞状肿块，最大径常大于 3cm，几乎充满肠腔。CT 平扫病灶呈均匀稍低密度、密度较均匀、边界清晰，常无钙化，增强扫描病灶强化程度不一（图 4-65）。

（三）MRI 表现

MRI 对 AMM 病灶的显示优于 CT；典型者 MRI 具有一定特异性表现：T_1WI 呈高信号，T_2WI 呈低信号，这是黑色素的顺磁性作用所致。当 AMM 较小时且含黑色素量多时，MRI 信号表现典型。当肿瘤较大时，因其内黑色素含量的不同或伴随出血时，MRI 表现为混杂信号，T_1WI 以等信号为主，内夹杂斑片和线条状高信号；T_2WI 以稍高信号为主，内夹杂斑片状等信号或低信号；DWI 上呈均匀或不高信号。当 AMM 病灶太小时，DWI 序列有助于早期发现病灶。增强扫描后 AMM 均

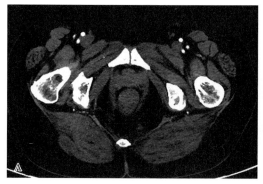
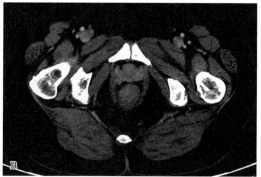

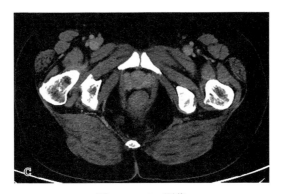

图 4-65　CT 图像

A. 平扫直肠内软组织结节灶；B、C. 增强扫描病变呈中度均匀强化，肠腔变窄

呈明显强化，这与发生在其他部位黑色素瘤的 MRI 强化方式不一致，并认为这种不同的强化方式可能与发病部位的血供有关（图 4-66～图 4-68）。

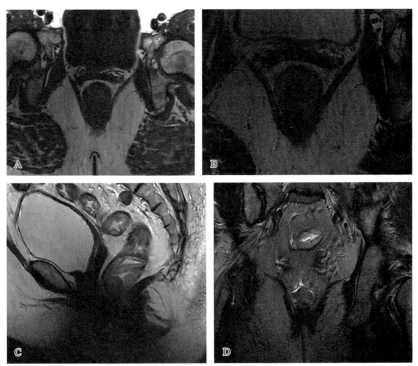

图 4-66　直肠前壁结节

T_1WI 呈稍高信号（A），T_2WI 呈稍高信号（B、C、D），边界较清

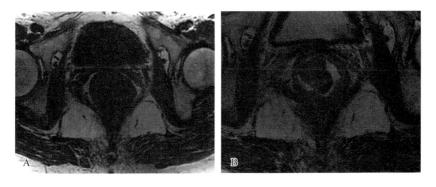

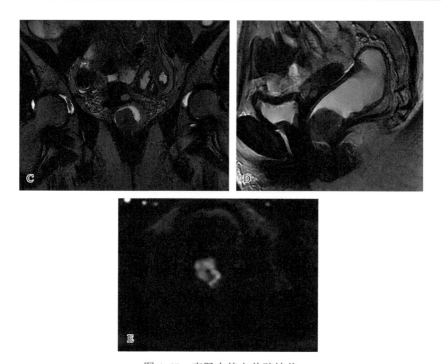

图 4-67　直肠内偏右前壁结节

T_1WI 呈等信号（A），T_2WI 呈稍低信号（B、C、D），DWI 呈不均匀高信号（E），边界较清，肠腔变窄

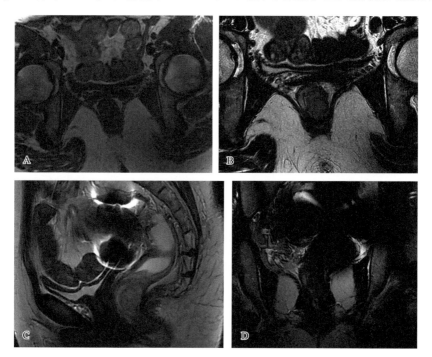

图 4-68　直肠后壁结节

T_1WI 呈等信号（A），T_2WI 呈稍高信号（B、C、D），边界较清，肠腔变窄

（四）超声内镜表现

超声内镜检查术（endoscopic ultrasonography，EUS）可以无创地评估肿瘤特性，清晰地显示直肠壁的 5 层结构：3 个高回声层和 2 个低回声层，分布对应于水球和黏膜之间、黏膜和黏膜肌层

之间、黏膜下层和固有肌层之间及固有肌层和直肠周围脂肪之间的界面（图 4-69）。肿块在 EUS 上一般为低回声病变，周围有一个高回声层，肿块外侧的回声减弱，可能为黑色素吸收所致，这可能是 EUS 上 AMM 的特征表现之一。另外，EUS 可以精确地确定肿瘤深度；因此，EUS 在术前肿瘤分期中具有重要的诊断价值。

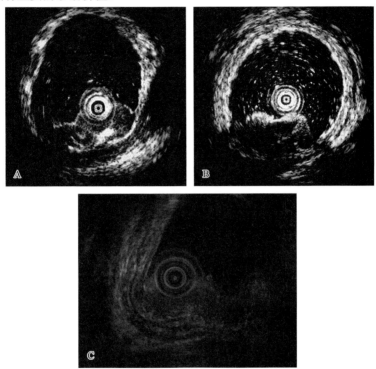

图 4-69　超声内镜检查

边界清晰的分叶状低回声肿块，表面覆有高回声层，黏膜下层有截断征象，表明肿瘤已侵犯固有肌层（A），
较大病变的外侧回声减弱（B）。另一病灶（C）显示低回声肿块侵犯黏膜下层，未侵犯肌层

（五）PET/CT 表现

与对比增强 CT 相比，^{18}F-FDG PET/CT 在检测恶性黑色素瘤转移和检测复发性直肠癌方面具有更高的诊断准确性，如果可以更早地识别转移，则可以开始更早的全身治疗。代谢活性高的肛门黑色素瘤是 ^{18}F-FDG 示踪剂摄取的良好病变。对皮肤黑色素瘤的研究表明，FDG PET 在识别局部淋巴结疾病和实体器官转移方面优于 CT，特异度为 83%，敏感度为 85%。

另外，在某些情况下，PET/CT 可以比增强 CT 更准确地估计肿瘤范围，包括被粪便或蠕动肌肉收缩掩盖的病变，以及由于浸润性生长而无法通过 CT 确定的周围肿瘤。此外，当疾病复发的可能性很高时，PET/CT 可能被证明对瘢痕组织和复发肿瘤的鉴别诊断非常有用（图 4-70）。

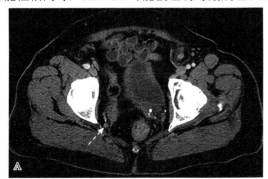
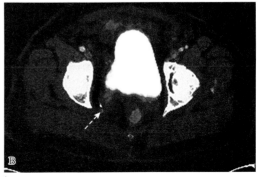

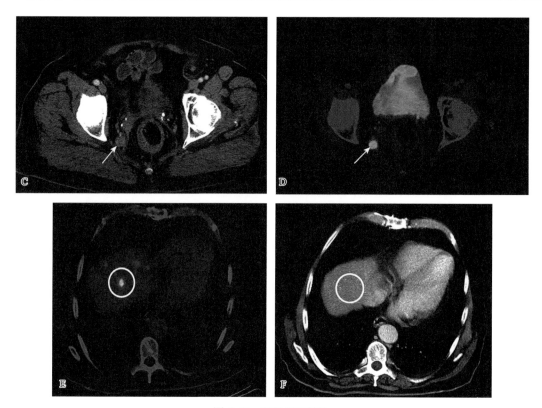

图 4-70　PET/CT 表现

女，73 岁。肛管黑色素瘤复发，对比增强 CT 显示右侧髂内动脉旁有一个小淋巴结，呈圆形（A），PET/CT 显示 FDG 摄取增加，怀疑有转移（B）。9 个月后的随访检查，相应局部淋巴结增大（C），葡萄糖摄取增加（D）。PET/CT 可早期检测淋巴结转移。另一名 63 岁男性患者，肛管直肠黑色素瘤，两侧腹股沟淋巴结转移及远处转移。PET/CT（E）显示 S6 段肝转移瘤，在对比增强 CT（F）上没有任何相应的发现

五、影像学诊断与鉴别诊断

当直肠内病灶具有以上典型影像学表现时诊断一般并不困难，如果病灶不典型，还需要结合其他相关检查方法做出诊断。AMM 需与直肠癌、直肠淋巴瘤及直肠间质瘤等相鉴别。直肠癌是最常见的直肠恶性肿瘤，常呈浸润性生长，致肠狭窄，甚至导致肠梗阻，并且易侵犯肠周脂肪；而 AMM 形成较大肿块伴肠梗阻的情况少见。AMM 病灶较大时不具有特征性的 MRI 表现，有时与直肠癌鉴别较为困难。直肠淋巴瘤的轮廓较为光滑，常表现为对称性同心圆形直肠壁的增厚，病灶范围广，但很少浸润周围脂肪间隙，且一般无局部淋巴结肿大，常伴有腹盆腔多发的较大淋巴结受累。直肠间质瘤常表现为直肠壁或直肠周围软组织肿块，大小不等，边缘光整，病灶主要向直肠腔外生长，对周围组织产生推挤压迫，易发生坏死，增强后实性部分呈渐进性强化。

六、影像学研究进展

无论临床特征如何，影像学检查在 AMM 中起着关键作用，有助于正确诊断，评估肛门区域肿瘤的解剖范围，从而确定适当的治疗策略，并有助于治疗后监测。虽然直肠指诊是诊断的关键步骤，但 AMM 常被误诊。影像学检查可以提供关于肿瘤的大小、位置、潜在固定和溃疡的重要信息。结肠镜检查是诊断 AMM 的必要手段。超声内镜、CT 和 MRI 有助于评估肿瘤厚度和淋巴结转移。

最近的一项研究描述了 MRI 中独特表征 AMM 的新特征，有助于将其与直肠腺癌病例区分开来。这些发现包括确定了一个巨大的腔内息肉样肿块，该肿块不会导致肛管直肠腔阻塞，并表现出 T_1WI 高信号，T_2WI 不均匀信号，明显强化，并且能发现直肠周围或肛管最小浸润和大淋巴结病变。在疑似转移的情况下，应进行更多的影像学研究以完成分期。

综上所述，AMM 是一种直肠区少见的恶性肿瘤，其特征通常是快速演变并伴有早期转移。大多数患者由于延迟诊断和肿瘤的高侵袭性而出现晚期疾病。早期正确诊断对改善这些患者的预后和生活质量至关重要。在非转移患者中，手术干预与明确的生存益处相关。然而，手术方法仍有争议。新的治疗方法，如免疫检测点抑制剂和靶向治疗需要进一步验证。

因此，由于 AMM 的低发病率和高度异质性，既没有标准化的治疗方法，也没有完善的分期系统。因此，多中心系统记录将有助于更好地识别流行病学数据，以阐明哪种治疗策略最适合这种罕见的病理实体。

第六节　转　移　瘤

一、概　　述

结直肠转移性肿瘤相对少见，文献报道发生率为 0.1%～2.3%，以中老年人多见，直肠转移性肿瘤罕见，原发性肿瘤多数为女性生殖系统恶性肿瘤，以直接侵犯方式自浆膜面向黏膜面"由外而内"生长，并可见广泛的脉管内癌栓。黑色素瘤、肺癌、乳腺癌、消化系统腺癌等也可发生直肠转移。

二、临床与病理

直肠转移瘤的临床表现主要为排便困难、腹痛、腹泻以及肠梗阻症状或消化道出血等症状。

形态学上，大多数转移肿瘤的病理形态与常见的结直肠原发性肿瘤区别明显，对于手术切除标本，大体生长方式结合镜下 HE 形态及病史等临床资料，明确诊断较容易。少数形态特征不典型的肿瘤，即使转移肿瘤形态与结直肠原发性肿瘤有相似之处，转移肿瘤自浆膜面侵向黏膜面"自外而内"的生长方式，以及广泛的脉管内癌栓，均提示转移性肿瘤的可能性大。

三、影像学检查方法

单纯的 X 线检查不用于直肠转移瘤的诊断，对于肠狭窄程度的评估以及是否合并肠瘘时有重要的意义；CT、MRI 检查是评估全身转移瘤的重要的检查方法，直肠也不例外。超声内镜检查除了可以观察转移瘤本身的特征外，对于肿瘤周围肠壁结构的评价也有较大意义。

四、影像学表现

（一）X 线表现

钡灌肠检查可见直肠节段性狭窄、多发性充盈缺损。

（二）CT 表现

直肠转移性肿瘤的 CT 表现一般与原发性肿瘤相似，部分患者尚可发现其他部位的转移，如淋巴结、肝脏、肺、骨等（图 4-71～图 4-73）。

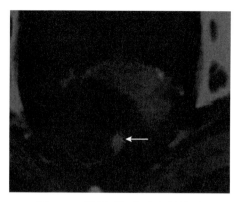

图 4-71 肾透明细胞癌直肠转移

女，45 岁。CT 增强扫描示直肠左侧壁突入肠腔内的类圆形明显强化结节，轮廓光整，边界清晰，周边结构未见异常（箭头所示）

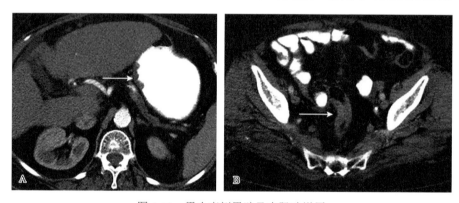

图 4-72 胃小弯侧胃壁及直肠壁增厚

A. 胃小弯侧胃壁局限性增厚（长箭头）；B. 同一患者，直肠上段管壁局限性增厚（长箭头）。术后病理证实为胃癌直肠转移

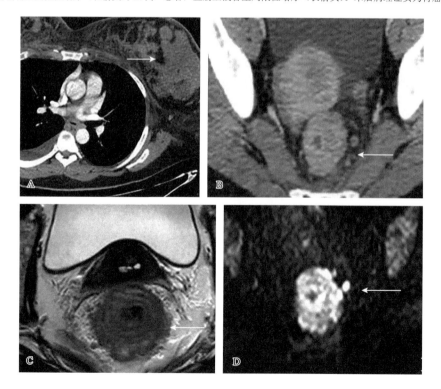

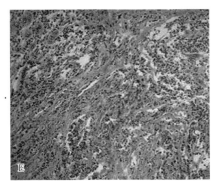
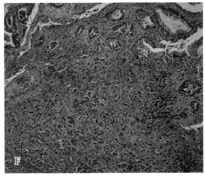

图 4-73　乳腺癌直肠转移（一）

A. 胸部 CT 图像显示左侧乳房肿块（箭头所示）；B. 盆腔 CT 显示直肠周围脂肪间隙模糊并见淋巴结（箭头所示）；C、D. 盆腔 MRI 显示直肠壁向心性增厚伴有直肠周围系膜内淋巴结肿大（箭头所示）；E. 术后病理乳腺浸润性小叶癌；F. 直肠为原发部位在乳腺的低分化癌的直肠转移

（三）MRI 表现

　　直肠转移瘤在 MRI 上没有特征性表现，大多表现为局部直肠壁的增厚，少部分表现为肠壁上结节或肿块，病变多表现为 T_1WI 呈低信号、T_2WI 呈等信号，DWI 呈高信号，累及直肠周围系膜时，其内见软组织信号影。增强扫描时病变呈轻中度强化，大多数病灶与原发性肿瘤强化特点相似（图 4-74、图 4-75）。

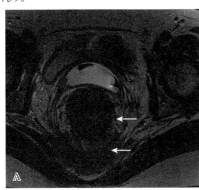
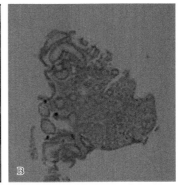

图 4-74　乳腺癌直肠转移（二）

A. MRI 示直肠弥漫性壁增厚及骶前脂肪组织浸润（箭头所示）；B. 病理证实为乳腺癌转移

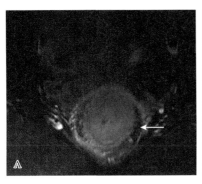
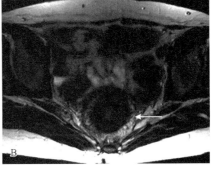

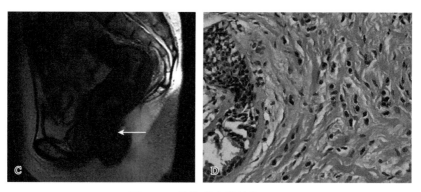

图 4-75 乳腺癌直肠转移（三）

A～C. 直肠内肿瘤，肿瘤的信号强度介于脂肪和肌肉之间，直肠周围间隙可见浸润（箭头所示）；D. 乳腺病理为浸润性小叶癌

（四）超声内镜表现

内镜检查可见环状浸润性病变，直肠壁增厚、僵硬，管腔变窄，息肉样改变呈鹅卵石状。

（五）PET/CT 表现

PET/CT 对直肠本身转移瘤的明确诊断意义有限，但可以较早地发现病变及更准确地估计病变范围。对于 PET/CT 上直肠部位有示踪剂摄取表现，合并全身其他部位肿瘤，在排除原发性直肠癌的情况下，高度提示转移瘤的可能（图 4-76）。

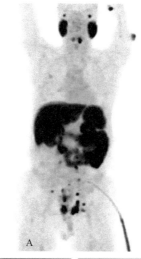

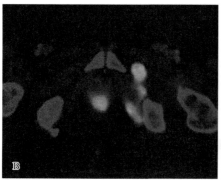
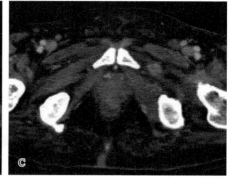

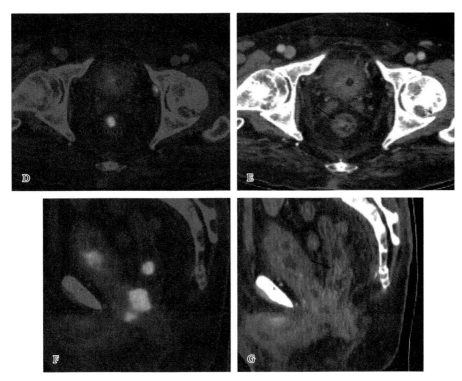

图 4-76 PET/CT 图像

A. 显示骨盆和腹部多处示踪剂摄取异常灶；B、C. 经轴位融合 PET/CT 和增强 CT 图像显示，前列腺原发性肿瘤中放射性示踪剂摄取增加，浸润到膀胱颈部、直肠、肛提肌和闭孔肌，伴盆腔淋巴结转移；D~G. 直肠前外侧黏膜侧发现一个孤立的前列腺特异性膜抗原（PSMA）明显强化结节（箭头所示）

五、影像学诊断与鉴别诊断

　　直肠转移瘤的诊断需要结合患者的临床病史，患者有原发性肿瘤，特别是肺癌、乳腺癌、胃肠道癌及黑色素瘤时，发现直肠壁增厚，如果再合并全身其他部分的转移瘤时，应该考虑到转移瘤的可能，当然最终确诊依然靠肠镜下活检。

　　鉴别诊断，除直肠癌外，还可包括炎性肠病、缺血性结肠炎、淋巴瘤和其他浸润性恶性肿瘤。

六、影像学研究进展

　　胃腺癌，特别是低分化或印戒细胞类型的胃腺癌，应该被认为是有罕见肠道转移倾向的常见肿瘤之一。当胃腺癌患者在 CT 上表现为肠壁长节段性增厚，靶区强化，内强化层进行性增厚时，应考虑转移。继发性肿瘤在胃肠道上很少见，临床上并不认为是继发性肿瘤。因此，它们常造成鉴别诊断困难。受影响最多的是胃和小肠，最常见的是肺癌和乳腺癌的转移及恶性黑色素瘤。由于临床后果不同，正确的诊断至关重要。

　　胃肠道是转移性乳腺癌的罕见部位，但这种肿瘤合并的粪便隐血或排便习惯改变的病史应引起重视。一般乳腺癌细胞进入腋下静脉，然后通过肋间后动脉将肿瘤栓子转移到盆腔器官的静脉丛。直肠转移常与原发癌相似，及时的内镜检查和影像学检查可减少误诊和延误诊断。即使乳腺癌正在缓解，也需要长期的随访。

第5章 直肠良性肿瘤性病变

第一节 直肠息肉

一、概 述

广义的息肉是指高出周围肠道黏膜的局部隆起性病变，包括炎性、错构性息肉以及良恶性上皮或间叶组织肿瘤、转移性肿瘤或异物积聚（如空气、虫卵等）形成的息肉状病变。本节所涉及的肠道息肉状病变仅限于常见的肠道腺瘤和良性上皮性息肉。肠息肉可发生于任何年龄，以40～60岁多见，一般男性多于女性。肠息肉可发生于结肠的各个部位，以左半结肠为主，尤其多见于直肠和乙状结肠。

二、临床与病理

结直肠腺瘤和良性上皮性息肉的分类从病理上可分为：①普通型腺瘤，包括管状、绒毛状及管状绒毛状腺瘤；②良性锯齿状病变，增生性息肉、广基（无蒂）锯齿状腺瘤/息肉、传统锯齿状腺瘤；③炎性息肉，包括炎性假息肉、黏膜脱垂性炎性息肉等，其中黏膜脱垂相关性息肉又包括帽状息肉（图5-1）、炎性肌腺性息肉等；④错构性息肉，包括散发或综合征相关的幼年性息肉（图5-2）、色素沉着息肉综合征（Peutz-Jeghers综合征）（图5-3）等。

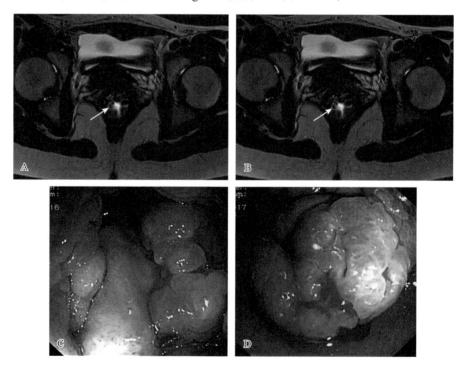

图 5-1 帽状息肉

A、B.轴位和冠位帽状息肉 MRI 表现（箭头所示）；C、D.内镜下活检前后帽状息肉表现

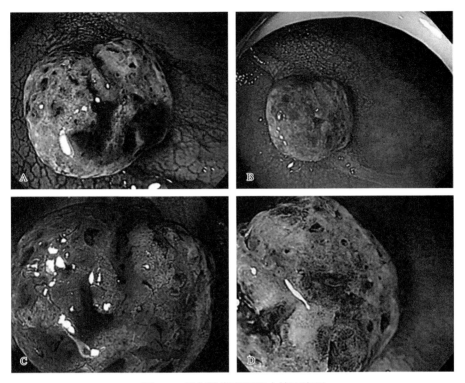

图 5-2　幼年性息肉细胞内镜下表现

A. 白光显像显示直肠有红色病变伴糜烂，直径 15mm；B、C. 染色内镜显示导管细长且排列不规则；

D. 通过放大内镜和窄带成像，在扩张的导管附近观察到致密的图案

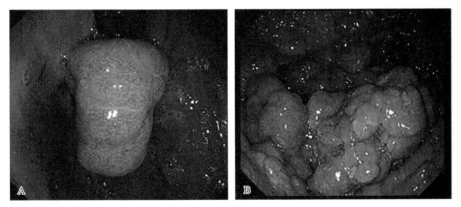

图 5-3　色素沉着息肉综合征

内镜下孤立性色素沉着息肉（A）和严重的胃息肉病（B）

　　肠息肉按照形态可分为锯齿状、有蒂、无蒂、扁平状等类型；按照组织学可分为炎性息肉、增生性息肉、错构瘤性息肉、腺瘤性息肉等。炎性息肉患者的临床症状常不明显，可出现便血、黏液便、腹泻等肠类症状。增生性息肉患者一般无症状，稍大的增生性息肉可引起直肠出血或梗阻。错构瘤性息肉较罕见，常表现为大小不等、形态各异的息肉，具有独特的组织学特征，部分患者的息肉表面可见糜烂充血，进而出现疼痛、直肠出血等症状。腺瘤性息肉是直肠息肉的主要类型，患者发病后会出现便血、腹泻、排便次数增多等消化道症状。

三、影像学检查方法

X线、CT、MRI、经直肠超声检查及 PET/CT 均可应用于消化道疾病的诊断。但目前肠镜检查是消化道疾病的重要检查手段，很多息肉在肠镜下发现时即行镜下切除，因此肠息肉的影像学资料较少。

第二节　直肠腺瘤

一、概　　述

结直肠腺瘤为发生于结直肠黏膜上皮的肿瘤，是结直肠最常见的息肉状病变，占结直肠息肉的 60%～70%。研究表明年龄、性别、饮酒史、吸烟史、高胆固醇、高甘油三酯是直肠腺瘤的独立危险因素。直肠腺瘤属于直肠癌癌前病变。直肠癌的发生机制中"腺瘤—腺癌"途径最为常见，约 85% 的直肠癌由腺瘤发展而来，因此提高直肠腺瘤的检出率，对直肠癌早期预防、诊断、治疗具有重要意义。

直肠腺瘤较小时缺乏明显的症状和体征。直肠腺瘤主要临床表现发生的频率由高到低依次为无症状、腹痛、腹泻、便血、腹胀、排便习惯改变、便秘等。

二、临床与病理

（一）普通腺瘤

腺瘤是由腺上皮异型增生构成的良性上皮性肿瘤，黏膜腺体组织的增生肥大使黏膜增厚形成皱襞样的蒂状结构，向腺瘤内延伸。结直肠腺瘤是指结直肠中含有明确的上皮内瘤变，而上皮内瘤变指的是肠黏膜上皮结构和细胞学上的异常，它是上皮浸润前的肿瘤性改变，其病理特点包括上皮细胞紊乱和细胞极性丧失，如细胞核不规则、深染，核质比增高和核分裂活性增加等。结直肠腺瘤通常由三层结构构成：基底部为供养小脉管及纤维基质，中间层为增生的腺体，外层为腺体表面的柱状上皮。

腺瘤按照不同的分类标准可分为不同的类型。

1. 按照形态学分类　腺瘤可分为有蒂型、广基底型。

2. 根据绒毛成分所占的比例及镜下形态分类　腺瘤可分为三类。①管状腺瘤：绒毛结构成分<25%，形态上大多以蒂与肠壁相连，可以长期存在，恶变率较低；②管状绒毛状腺瘤：绒毛状成分为 25%～75%，形态学和生物学表现介于管状腺瘤和绒毛状腺瘤之间；③绒毛状腺瘤：绒毛结构成分应超过 75%，多见于老年人，形态上大多数为广基底，无明显蒂，瘤体通常高出正常黏膜面，累及面积较大，可累及大部分肠周径，恶变率高。

3. 根据大小分类　腺瘤可分为三类：小腺瘤（长径 1～5mm）、中腺瘤（长径 6～9mm）和大腺瘤（长径≥10mm）。

（二）锯齿状腺瘤

广基（无蒂）锯齿状腺瘤/息肉：此类锯齿状腺瘤与普通型腺瘤有一定差别，一般>5mm，无蒂，表面光滑，常有黏液覆盖。镜下此类病变具有特征性的锯齿状隐窝结构，其特点是：隐窝基底锯齿化和逆向成熟；隐窝变形，水平生长；不对称增生，Ki-67 免疫组织化学染色示隐窝各部分均可出现阳性。

传统型锯齿状腺瘤：不常见，多发生于老年人，内镜下此病变大多数有蒂，也可无蒂。组织学上典型的特征为具有绒毛状结构，其上被覆高柱状上皮，核呈杆状或狭长形，胞质嗜酸性。病理特点：锯齿状改变；瘤细胞胞质呈嗜酸性、细胞相互融合，细胞核细长、呈雪茄状；异位隐窝形成，隐窝失去指向黏膜肌层的极性，基底部远离黏膜肌层。

（三）腺瘤癌变

正常上皮—腺瘤—癌演进过程是结直肠癌最经典的发生途径，约有 85% 的结直肠癌经由这一演进过程形成。直肠腺瘤是直肠最常见的良性肿瘤，"腺瘤 癌"理论认为腺瘤是癌发展过程中的必经阶段，大量临床研究证实，重度异型增生、原位癌、黏膜下浸润癌是直肠腺瘤进展为浸润癌的中间期，腺瘤是否癌变及侵犯的程度对于患者是否需要手术、选择何种手术方式及预后方面均有非常重要的价值。腺瘤癌变的标准：癌组织内或表面找到残留的腺瘤结构，癌变的主要特征是腺管排列不规则，细胞增生异型性明显，极性消失，癌细胞浸润黏膜肌层或黏膜下层。

进展型腺瘤是直肠癌的关键癌前病变。进展型腺瘤是指：①腺瘤长径≥10mm；②绒毛状腺瘤或混合性腺瘤的腺瘤内绒毛成分＞25%；③伴有高级别上皮内瘤变。

直肠腺瘤与癌变的相关因素：①腺瘤大小，腺瘤体积越大其癌变率越高。②组织类型：癌变率与病变中绒毛成分相关，绒毛成分越多越容易癌变。故癌变率大小为：绒毛状腺瘤＞管状绒毛状腺瘤＞管状腺瘤。③腺瘤形态，广基型相比带蒂型病变更容易癌变。

三、影像学检查方法

X 线、CT、MRI、经直肠超声检查及 PET/CT 均可应用于消化道疾病诊断。但 CT、MRI 及经直肠超声检查是目前评估直肠病变最常用的影像学方法。气钡双重 X 线对诊断腺瘤的敏感性及特异性均较差。CT 检查对于直径＞10mm 的腺瘤检出具有较高的敏感性，但软组织分辨力不足，难以发现直肠腺瘤的恶变征象。MRI 具有良好的软组织分辨力，尤其是小视野高分辨力 T_2WI 序列，空间分辨力更高，可以清晰地显示直肠壁的层次结构，从而发现较小直肠病变，并对直肠腺瘤癌变与否提供影像学证据。经直肠超声检查能够清楚地显示肠壁的三层解剖结构，有利于发现病灶并进行病灶切除可能的评估。PET/CT 不推荐常规使用，但对于病情复杂、常规检查无法明确诊断的患者可作为有效的辅助检查。

四、影像学表现

（一）X 线表现

钡剂灌肠、气钡双重造影是结直肠病变较常用的 X 线检查方法，但对于＜1cm 的腺瘤钡灌肠易遗漏且对于病灶细节显示欠佳，因此近年来此种检查方式减少。

直肠腺瘤一般表现为直肠内球形或分叶状充盈缺损，边缘光滑，表面可有糜烂或小溃疡，压之柔软，即使肿瘤体积很大，管壁仍较柔软，这是直肠腺瘤区别于直肠恶性肿瘤的一大特点。

（二）CT 表现

由于肠道内容物影响，直肠腺瘤较小，CT 扫描有时不见确切显示。直肠腺瘤主要表现为肠腔内类圆形、扁平状、菜花状或分叶状软组织肿块影，边界清晰，边缘光滑。

1. 形状及大小　管状腺瘤含绒毛成分较少，通常肿块形态较规则、边缘较光整，一般无明显分叶。绒毛状腺瘤及管状绒毛状腺瘤的绒毛成分较多，CT 表现为形态不规则、边缘欠光整的肿块，表面见绒毛状、菜花状或乳头状突起，有不同程度的分叶。绒毛状腺瘤及管状绒毛状腺瘤通常较大，而管状腺瘤较小。

2. 病灶基底　管状腺瘤多以蒂与肠壁相连；绒毛状腺瘤及管状绒毛状腺瘤呈附壁生长，与肠壁分界不清；病灶多以宽基底与肠壁相连，无明显的蒂。

3. 增强扫描 管状腺瘤、管状绒毛状腺瘤、绒毛状腺瘤呈明显持续性或渐进性强化（图 5-4）。管状腺瘤动脉期均匀强化，病灶中央一般看不到增粗的强化血管。

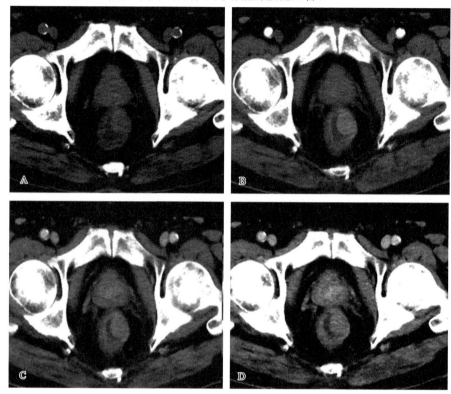

图 5-4 高级别管状绒毛状腺瘤 CT 图像

A. CT 平扫示直肠左侧壁类圆形软组织肿块，以宽基底与肠壁相连；B～D. 增强扫描病变明显均匀强化

绒毛状腺瘤及管状绒毛状腺瘤表面可见无强化的低密度影，代表绒毛间的黏液。绒毛状腺瘤常呈脑回状、树叶状强化，动脉期病灶中央可见线样强化血管影，提示肿瘤血管丰富。

（三）MRI 表现

直肠腺瘤表现为从黏膜凸向肠腔内类圆形、扁平状、菜花状或分叶状长 T_1、等/短 T_2 信号，DWI 呈稍高信号，增强扫描呈中度及以上不均匀强化及分层强化（图 5-5～图 5-8）。分层强化的病理基础：内层为基底部的供氧小脉管及纤维间质，增强信号强度最高；中层为增生的腺体，增强信号强度较低、信号均匀或不均匀；外层为腺体表面的柱状上皮，增强信号强度介于内、中层之间。病变附着处的黏膜下层及肌层完整，肠壁周围脂肪间隙清晰。

直肠腺瘤是直肠癌的关键癌前病变，腺瘤在重度异型增生的基础上可发生癌变，其影像学形态可发生变化（图 5-9～图 5-11）。研究表明，四种征象（图 5-12）可以为直肠腺瘤癌变提供诊断依据。

1. 黏膜下层中断征 起源于黏膜层的良性腺瘤发生癌变后，部分腺瘤组织被癌组织替代，癌细胞呈浸润性生长，侵及黏膜下层甚至肌层，T_2WI 图像直肠壁三层结构的中间层高信号中断、不连续，当癌组织侵犯到肌层时，最外层的低信号也中断。

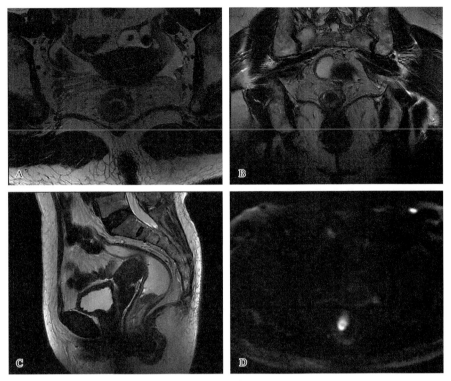

图 5-5　管状腺瘤 MRI 图像

A～C. 直肠腔内类圆形长 T_1、等 T_2 信号，边缘光整；D. DWI 病变呈高信号

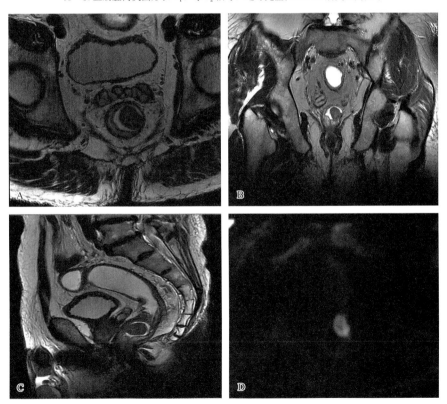

图 5-6　管状绒毛状腺瘤 MRI 图像

A～C. 直肠腔内类圆形长 T_1、等/长 T_2 信号，边缘光整；D. DWI 呈不均匀高信号

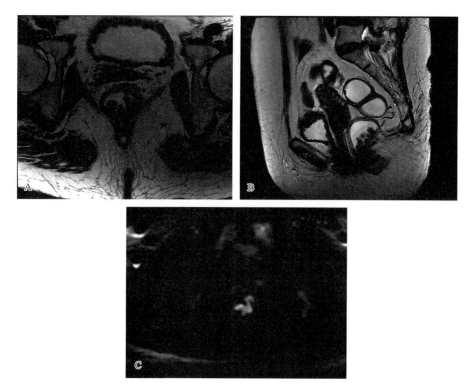

图 5-7　传统锯齿状腺瘤 MRI 图像

A、B. 直肠后壁菜花状肿物，信号欠均匀，内见条带状长 T_2 信号；C. DWI 呈高信号

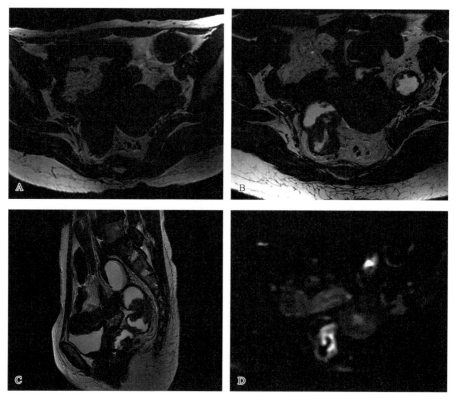

图 5-8　家族遗传性腺瘤性息肉病 MRI 图像

A～C. 直肠肠腔内见多枚结节状长 T_1、等/短 T_2 信号；D. DWI 呈高信号

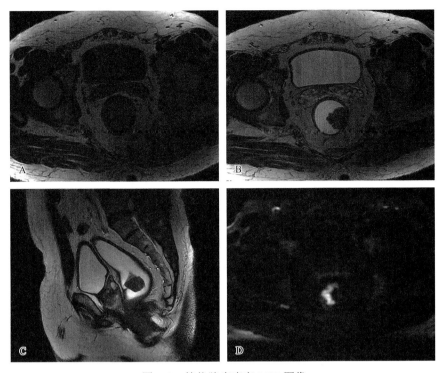

图 5-9　管状腺瘤癌变 MRI 图像

男，50 岁。A～C. 直肠左侧壁不规则长 T_1、长 T_2 信号，病变以宽基底与肠壁相连，
局部直肠壁黏膜下层连续性中断；D.DWI 呈不均匀高信号

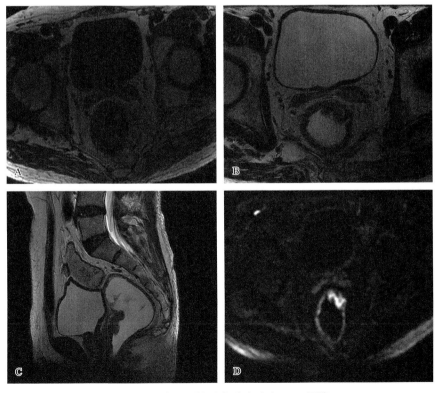

图 5-10　高级别绒毛状腺瘤癌变 MRI 图像

A～C. 肠腔内分叶状肿物；D.DWI 序列显示肿瘤突出于直肠左侧壁

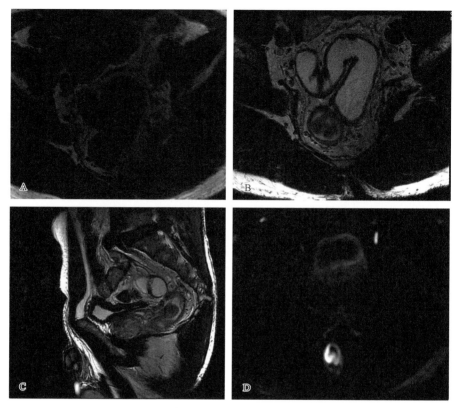

图 5-11 管状绒毛状腺瘤癌变 MRI 图像

A～C.直肠肠腔内分叶状长 T_1、等 T_2 信号；D.DWI 呈不均匀高信号

2.条索征 MRI 表现为与肿瘤宽基底相连的细长、线样低信号，供应直肠的小血管穿过肠壁、肿瘤周围系膜反应性增生、癌组织浸润到直肠周围脂肪间隙或癌组织沿血管、淋巴管蔓延后均可表现出此征象。

3.肠壁皱缩征 当腺瘤癌变后，肿瘤附着处的基底部肠壁黏膜受侵犯，产生炎性浸润，表现为肠壁黏膜纠集、皱缩，可以帮助诊断腺瘤癌变。

4.肿瘤外凸征 表现为突出于直肠壁外的棘状、结节状突起，是癌细胞突破肌层、凸向脂肪间隙的表现，该征象容易识别，对于鉴别腺瘤和腺瘤癌变具有一定的诊断价值。

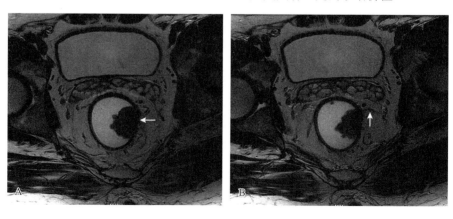

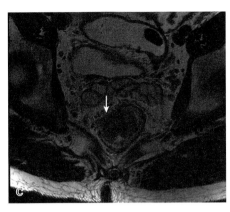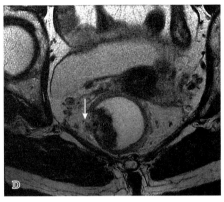

图 5-12　直肠腺瘤癌变 MRI 图像

A.黏膜下层中断征（箭头所示），高信号的黏膜下层不连续，代之以肿瘤的低信号；B.条索征（箭头所示），直肠系膜内与肿瘤宽基底相连的细长低信号；C.肠壁皱缩征（箭头所示），肿瘤附着处的基底部肠壁黏膜纠集、皱缩；D.肿瘤外凸征（箭头所示），与肿瘤相连并突出于直肠壁外的结节状突起

（四）经直肠超声表现

经直肠超声检查（transrectal ultrasonography，TRUS），正常肠壁可清晰看到 5 个回声层次，由两条低回声带及三条强回声带组成，从腔内向腔外依次排列：腔内液体和肠黏膜表层构成的界面回声（强回声带）、黏膜层（低回声带）、黏膜下层（高回声带）、固有肌层（低回声带）、浆膜层或外膜层（高回声带）。直肠腺瘤的声像图表现为由黏膜层向腔内生长的实性肿物，呈乳头状或菜花状，边界清，为中高回声，较疏松，直肠壁层次清晰。腺瘤血流信号呈放射样分布，血管走行顺畅、规则。

（五）超声内镜表现

超声内镜检查术（endoscopic ultrasonography，EUS）将直视内镜和高清晰度超声两种检查手段结合，既具备普通胃镜下的直观观察，同时进行实时超声扫描，获得消化道壁层次的组织学结构特征及周围邻近脏器的超声图像，还能分辨出病变位于消化道管壁的准确位置、大小、边缘、回声和起源层次。直肠腺瘤 EUS 图像呈高回声或混合回声区，边界清晰，内部回声均匀，向腔内突出。

（六）PET/CT 表现

直肠腺瘤在肠镜下发现后，大部分行肠镜下切除，因此关于直肠腺瘤 PET/CT 的研究较少。部分文献显示，直肠腺瘤表现为直肠内结节样或条形不均匀高代谢病灶。

五、影像学诊断与鉴别诊断

（一）直肠癌

直肠癌是消化道的常见恶性肿瘤之一。CT 主要表现为肠壁不均匀增厚，局部形成软组织肿块，肠腔不规则狭窄，周围脂肪间隙密度增高，见肿大淋巴结显示。MRI 表现为局部或弥漫性肠壁不规则增厚，肠狭窄，肠腔内见软组织肿块，T_1WI 呈等或稍低信号，T_2WI 呈高信号或混杂高信号，DWI 呈高信号，ADC 信号减低，增强扫描呈早期轻度不均匀强化，延迟期强化明显，呈均匀或不均匀环形强化。

（二）淋巴瘤

大多数消化道淋巴瘤为非霍奇金淋巴瘤，其中弥漫大 B 细胞淋巴瘤和黏膜相关淋巴组织淋巴瘤为主要类型。尽管消化道是淋巴结外淋巴瘤最常见的发生部位，但直肠淋巴瘤相对少见。直肠淋巴瘤可表现为息肉状结节、肠壁环周增厚或者仅表现为黏膜结节突起。CT 表现为局限性或较广泛的肠壁增厚，肠壁增厚一般较均匀，部分可在局部形成软组织密度肿块，增强扫描呈中度强化。MRI 平扫病变 T_1WI 呈中等信号，T_2WI 呈不均匀高信号，增强扫描中度强化，周围可见肿大淋巴结。因为淋巴瘤细胞密度较高，水分子扩散受限，DWI 呈明显高信号，是区别于其他直肠肿瘤的一个特点。

（三）神经内分泌肿瘤

根据 Ki-67 指数及核分裂象将肿瘤分为神经内分泌肿瘤（G1 和 G2 级）与神经内分泌癌（G3 级）。

CT 多表现为向腔内生长的类圆形息肉样/肿块样结节（起源于黏膜或黏膜下），平扫呈等/稍低密度，增强扫描早期明显强化。肿瘤分化不良时表现为肠壁不均匀增厚，局部形成软组织肿块突向肠腔，并且可以沿着肠壁向上下浸润生长，往往累及范围较广。MRI 病变通常表现为小的、孤立的黏膜下肿块或结节，大多数直径为 1cm 左右或更小，只有一小部分大于 2cm。平扫病变 T_1WI 呈等信号，T_2WI 呈等/高信号，增强扫描呈明显均匀强化。

（四）间质瘤

直肠间质瘤根据生长方式不同可分为腔内型、腔外型、肌壁间型。CT 表现为向肠腔或腔外生长的软组织肿块，多呈类圆形，边缘光滑，部分可呈分叶状。平扫密度均匀或不均匀，增强扫描均匀强化，当肿瘤出现坏死、囊变、出血时，呈不均匀强化。MRI T_1WI 呈低信号，T_2WI 呈高信号，当肿瘤出现坏死、囊变、出血时则信号不均匀。增强扫描动脉期中度至明显强化，静脉期持续强化。

（五）恶性黑色素瘤

肛管直肠恶性黑色素瘤（anorectal malignant melanoma，AMM）的 CT 表现缺乏特异性，早期无阳性表现或只表现为肠壁的增厚。晚期表现为蕈伞型肿物向肠腔内突出，或表现为软组织肿块，平扫表现为较均匀低密度灶，增强扫描呈均匀或不均匀强化，强化程度不一，肠管周围可见肿大淋巴结或脂肪浸润。AMM 可分为有色素型和无色素型，并且因黑色素的含量不同而呈不同的信号。典型的有色素型 AMM 具有特征性 MRI 表现，T_1WI 呈高信号，T_2WI 呈低信号，这是因为黑色素的顺磁性作用缩短了 T_1、T_2 时间；由于黑色素含量不同及肿瘤是否伴有出血，MRI 信号表现各异，T_1WI 及 T_2WI 均可表现为不均匀的略高或等信号，DWI 多呈高信号。

综上所述，根据病变发生部位、形态、密度和信号强度及强化特点，诊断直肠腺瘤并不困难，但是由于直肠腺瘤发生癌变时，病变形态会有微小的变化，一般通过 CT 很难鉴别，而通过 MRI 也有一定困难。直肠腺瘤的诊断要点：肠腔内类圆形、扁平状、菜花状及分叶状软组织肿块影，边界清晰，边缘光滑。直肠腺瘤癌变诊断要点：MRI 图像上直肠腺瘤出现黏膜下层中断征、条索征、肠壁皱缩征及肿瘤外突征时，应警惕直肠腺瘤癌变的发生。

六、影像学研究进展

直肠腺瘤是消化道常见疾病之一，直肠腺瘤的影像学表现已被大家熟知，而直肠腺瘤发生癌变时的影像学表现应重点关注。近几年，研究表明，高分辨率 MRI 可以提供直肠腺瘤癌变的信息，IVIM 序列参数 ADC、D 值、f 值在诊断直肠腺瘤和直肠腺瘤癌变方面具有统计学意义。另有研究表明，基于多参数 MRI 影像组学模型能够预测直肠腺瘤癌变。最新研究表明，MR-IVIM 序列各参数中，ADC 值可以简单有效地反映直肠腺瘤癌变。

七、治 疗

日本胃肠病学会《结直肠息肉管理的循证临床实践指南》强烈建议 ≥6mm 的腺瘤采用内镜

下切除，因为≥6mm 病变的癌变发生率高于≤ 5mm 的病变。且内镜下息肉切除、内镜黏膜切除术（endoscopic mucosal resection，EMR）及内镜黏膜下剥离术（endoscopic submucosal dissection，ESD）是目前首选的微创结直肠肿瘤治疗方法。而对于≤ 5mm 息肉在肠镜没有提示恶变的情况下可以进行肠镜下随访，并且为了减少健康个体不必要的风险，不应对所有≤ 5mm 的微小病变进行内镜切除。若为结肠镜下怀疑为腺瘤或癌的扁平和凹陷病变，最好通过内镜黏膜切除术治疗。对于为了降低直肠腺瘤内镜下切除后的再发风险，美国结直肠癌多学科工作组与癌症学会修订了术后随访指南，主要根据患者初次的肠镜检查划分危险分层、制定随访方案，高位组（最大直径≥10mm 的管状腺瘤、数目≥3 个、具有 25% 以上的绒毛成分、高级别瘤变及非浸润癌）推荐每 3 年肠镜随访 1 次，低危组（1～2 枚最大直径＜10mm 的管状腺瘤，无高度异型增生）推荐每 5～10 年肠镜随访一次。肠镜检查是唯一被推荐的随访方式。

第三节　平滑肌瘤

一、概　　述

直肠平滑肌瘤（rectal leiomyoma，RL）很少见，占所有直肠肿瘤的 0.03%～0.05%。这些肿瘤起源于黏膜的平滑肌纤维或直肠壁圆形和纵向层的肌纤维或血管壁，通常出现在 40～60 岁个体中，男性更常见［男女比例为（1.5～2.0）∶1］。它们起源于黏膜肌层或外肌层，通常见于直肠远端（87% 距离肛门边缘 8cm）。肌层黏膜上的病灶通常较小（直径＜1cm），临床上难以触及，类似于息肉，多在内镜检查中偶然发现。相比之下，来自外肌层的体积较大（直径 0.5～20cm）。

二、临床与病理

平滑肌瘤临床表现因肿瘤生长的大小、部位和方向而异。大多数患者无症状，在执行内镜检查时偶然发现，当出现症状时，通常表现为轻微直肠出血、会阴不适、直肠狭窄（圆柱形大便、便秘）或出现直肠肿块，这部分肿瘤在症状出现后的 1 年内被诊断出来。大多数肿瘤是管腔内的，无柄，偶尔可能出现蒂。直肠平滑肌瘤部分严重临床表现包括肠梗阻、出血和腹膜穿孔。每种表现的严重性在很大程度上取决于这些肿瘤的发现时期。

组织学上，平滑肌瘤的特征是由结缔组织分隔的螺旋状平滑肌束。单个平滑肌细胞呈梭形，胞质嗜酸性或偶发纤维性，细胞膜清晰。区分平滑肌瘤和胃肠道间质瘤（GIST）很重要。显微镜下，GIST 肿瘤也有梭形细胞和嗜酸性纤维细胞质。要将它们分开，需要进行特殊染色。GIST 染色 KIT（CD117）阳性，而平滑肌瘤染色肌动蛋白或结蛋白阳性（图 5-13）。

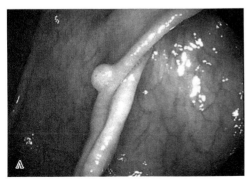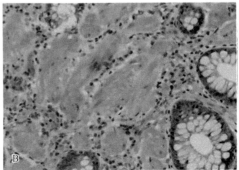

图 5-13　直肠平滑肌瘤结肠镜及病理图

A. 直肠见一个长 3mm 的无柄息肉；B. 组织学显示平滑肌束的束状结构，有与平滑肌瘤一致的结缔组织分隔

大多数直肠平滑肌肿瘤患者治疗中的主要问题是难以区分平滑肌瘤和平滑肌肉瘤。转移是具有诊断性的，但如果没有转移，肿瘤大小（直径＞5cm）和快速有丝分裂率（每10个高倍视野有5个核分裂）通常被认为是与平滑肌肉瘤最相关的特征。其他特征包括直肠黏膜溃疡、肿瘤细胞坏死、细胞过多和细胞异型性。然而，缺乏这些特征并不排除恶性肿瘤，特别是在小活检样本中。尽管可以切除，但直肠平滑肌瘤仍可能局部复发，并可能发展为恶性。

三、影像学检查方法

检查方法包括结肠镜检查、超声内镜检查（EUS）、CT和MRI。EUS在直肠肿瘤分期方面较CT更准确，近年来随着MRI技术的进步及在直肠检查中的逐步应用，MRI使对直肠肿瘤的分型和分期越来越准确。

四、影像学表现

（一）X线表现

直肠平滑肌瘤在X线检查中没有特异性，与其他良性肿瘤相似。肿瘤较小时难以被发现，需要充分的肠道准备再加气钡双重造影、多方位充分观察。肿瘤较大时表现为肠腔内的充盈缺损，形态较规则，表面尚光滑，肠腔变窄；当肿瘤形态不规则、表面粗糙时，提示肿瘤可能发生恶变（图5-14）。

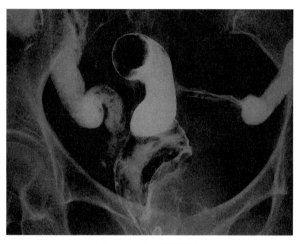

图5-14　钡灌肠图像
显示直肠内较大不规则充盈缺损影

（二）CT表现

病灶较小时不易被发现，病灶较大时可见管腔内的软组织肿块，平扫边界欠清，增强扫描呈轻中度均匀或略不均匀强化；少部分病灶可见坏死及周边少许钙化，坏死区不强化（图5-15）。

（三）MRI表现

MRI对直肠平滑肌瘤的显示要优于CT，尤其是对于小病灶的发现有较高敏感性，而且对于病灶的起源及肠道狭窄程度的判定更加准确。MRI一般表现为突出于肠腔的类圆形结节或肿块影，形态较规则，T_1WI呈稍低信号，T_2WI呈等或稍高信号，DWI呈等或稍高信号，增强扫描呈轻中度均匀或略不均匀强化，部分病灶合并坏死时，坏死区不强化（图5-16）。

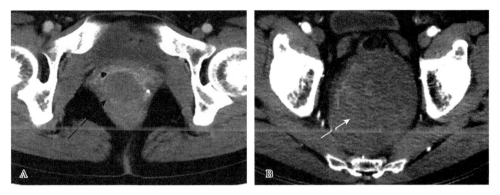

图 5-15　直肠平滑肌瘤 CT 图像

A. 女，51 岁。阴道和直肠之间见一肿瘤，增强扫描以周边强化为主，可见点状钙化，中心区强化不明显（箭头所示）；
B. 另一患者，直肠内巨大肿瘤，增强扫描呈轻中度略不均匀强化（箭头所示）

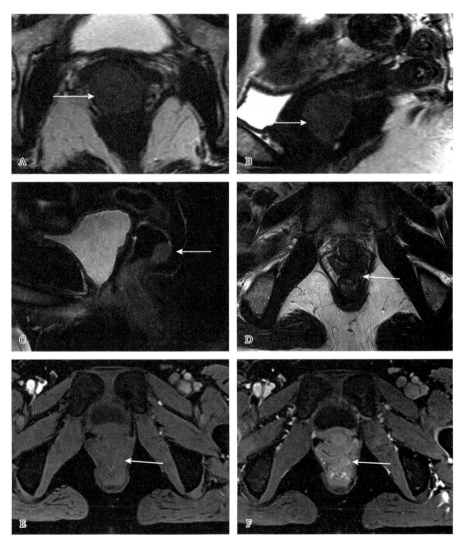

图 5-16　直肠平滑肌瘤 MRI 图像

A、B. T₂WI 清晰地显示直肠和阴道的层次以及直肠壁内的肿瘤（箭头所示）；C. FS-T₂WI 直肠中段后壁肿瘤（箭头所示）；D. 直肠
远端前壁黏膜下肿块，界线清楚（箭头所示）；E、F. 增强扫描呈中度略不均匀强化（箭头所示）；A～B，C，D～F 为 3 个不同病例

（四）超声内镜表现

在内镜下平滑肌瘤一般为单发，质硬，形状呈圆形或椭圆形，自腔内或腔外生长。回声特点绝大多数表现为低回声，边界清楚，周围包膜完整，对周围组织无侵犯（图 5-17）。

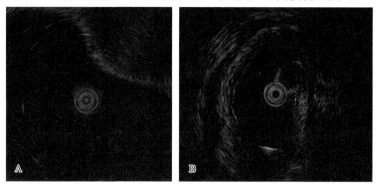

图 5-17　超声内镜表现

A.直肠肌层可见均质低回声肿块，边界清楚；B.直肠黏膜下层均质低回声肿块

（五）PET/CT 表现

直肠平滑肌瘤是一种有丝分裂活性低的良性肿瘤，在 ^{18}F-FDG PET/CT 上通常不表现为聚集增加，仅极少部分平滑肌瘤在 ^{18}F-FDG PET/CT 上有 ^{18}F-FDG 过度聚集。主要原因可能是 GLUT-1 的过度表达（图 5-18，图 5-19）。

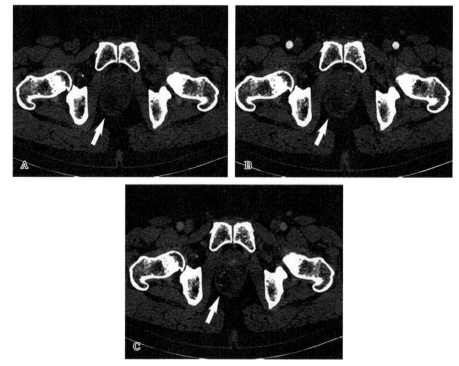

图 5-18　平滑肌瘤 CT 平扫图像

A.盆腔平扫显示与直肠关系密切的边界不清的囊实性肿块（箭头所示）；

B、C.增强扫描显示肿块实质部分轻度强化，坏死区无强化（箭头所示）

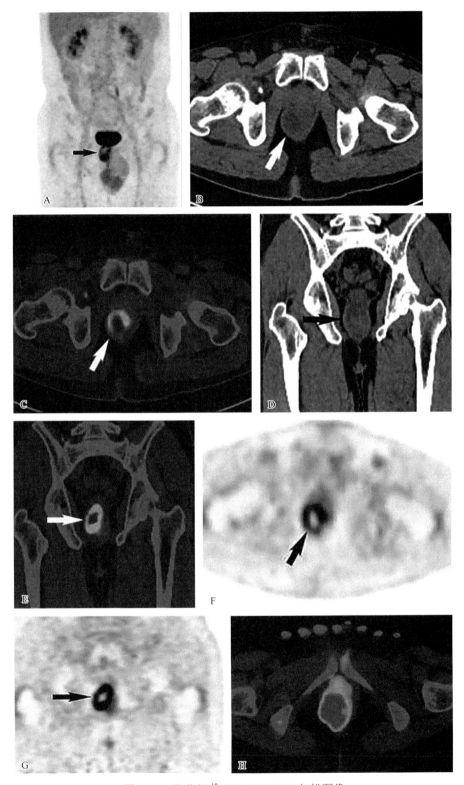

图 5-19　腹盆部 ^{18}F-FDG PET/CT 扫描图像

肿块内不均匀增强的 FDG 活性（A），轴位（B，C，D）和冠状（E，F，G）图像显示囊实性肿块，最大标准摄取率为 17.9（H）

五、影像学诊断与鉴别诊断

胃肠道平滑肌瘤有内生生长、外生生长和混合生长三种生长模式，大多数胃肠道平滑肌瘤在 CT 和 MRI 上表现为界线分明的实性肿块，低中等程度的均匀强化。少数胃肠道平滑肌瘤内可见营养不良钙化。

直肠平滑肌瘤应与平滑肌肉瘤、胃肠道间质瘤、恶性淋巴瘤、类癌、神经鞘瘤、脂肪瘤等黏膜下肿瘤相鉴别，对于平滑肌肉瘤和胃肠道间质瘤等恶性肿瘤，CT 和 MRI 检查常可看到肿瘤内边缘呈分叶状、坏死、出血、钙化和不均匀的强化，初诊时可发现淋巴结病变或远处转移。

据报道，大多数胃肠道平滑肌瘤显示 ^{18}F-FDG 的依赖性增加，SUV_{max} 范围为 3.8～13.4。因此，在 ^{18}F-FDG PET/CT 扫描发现直肠黏膜下病变时，应考虑将平滑肌瘤作为鉴别诊断之一。

六、影像学研究进展

EUS、CT 及 MRI 为直肠平滑肌瘤诊断及评估的重要手段，在临床上应用广泛。EUS、CT 在直肠平滑肌瘤的鉴别诊断方面有一定的特征表现。MRI 及 PET/CT 检查对直肠平滑肌瘤风险等级评估及治疗后患者的评价有较好的效果。通过 CT 或 MRI 检查发现病灶特征，可提示平滑肌瘤，为临床进一步检查提供依据。

第四节 血 管 瘤

一、概 述

结直肠血管瘤（colorectal hemangioma）是一种较为罕见的血管瘤，是一种良性血管病变，起源于黏膜下血管，好发于年轻人，男性发病率高于女性，主要发生于乙状结肠及直肠，占 60%～70%，结直肠血管瘤形成的原因目前尚不完全明确，多数学者认为遗传是其主要发病因素，是人类先天性发育异常所致。一般认为结直肠血管瘤是一种错构瘤，主要来源于中胚层的残余胚胎，血管的内皮细胞增生或增大导致微小静脉、毛细血管和微小动脉之间产生交通支或血管扩张，这可能与静脉扩张、慢性毛细血管炎性阻塞或毛细血管括约肌功能丧失相关。临床上常见的有三种形态：多发状静脉扩张型，局限息肉型，弥漫浸润型（即位于肛管和直肠下段的海绵状血管瘤）。

二、临床与病理

该病的临床症状主要是反复发作的间歇性便血，反复的便血可导致重症贫血，肠壁的浆膜侧出血可造成腹痛、腹膜炎及肠梗阻等。多数患者在幼年或青春期即可出现明显症状，在幼儿时期不少患者因排便时肛门肿块脱出及便血、贫血前来就诊，被误认为是痔、直肠息肉及肛门畸形，给予手术治疗却反复不愈。该病在青壮年时期是手术治疗的关键阶段，否则预后较差。

病理上，结直肠血管瘤可分为毛细血管瘤、海绵状血管瘤和混合性血管瘤，其中 75%～80% 为海绵状血管瘤。按病变范围，可分为局限性和弥漫性。局限性海绵状血管瘤呈息肉样单发病变，弥漫性海绵状血管瘤可侵犯肠壁全层，甚至累及直肠系膜、突破固有筋膜，向外达尿道、膀胱、子宫、前列腺等结直肠周围结构。

三、影像学检查方法

常用的检查方法包括纤维结肠镜、直视下肛门镜、经肛门彩色超声多普勒等，均有肯定的诊断价值。本病的纤维结肠镜、直视下肛门镜的镜下特点为病变部位稍隆起，糜烂的或光滑直肠黏膜下可见深蓝色血管团或曲张血管。经肛门彩色多普勒显示直肠黏膜下及肌层有稍低回声光团，并有不规则包膜，CDFI 示有丰富血流信号呈团状或片状。国外也有采用 CT、MRI、钡灌肠和选择性动脉造影等方法诊断直肠血管瘤的报道，值得借鉴。

四、影像学表现

（一）X 线表现

腹部 X 线片诊断结直肠海绵状血管瘤的主要依据是发现静脉石，阳性率最高至 50%，便血及黑便的患者更要注意。气钡双重造影检查海绵状血管瘤示肠管变窄，黏膜下弥漫性大小不等的结节，形态随充盈度不同而有所变化。血管造影可确定血管瘤的供血血管，尤其适用于严重的急性出血。因此当发现在盆腔或腹部其他部位有一团相互紧密排列的静脉石时，放射科医师应警惕胃肠道的血管瘤，尤其是有黑便的患者（图 5-20）。

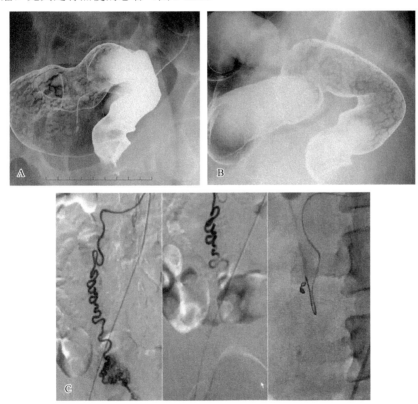

图 5-20　钡灌肠及 DSA 造影图像

A、B.钡灌肠检查发现直肠不规则轮廓提示存在异常；C.腹主动脉造影直肠水平可见异常血管团及栓塞后异常血管团消失

（二）CT 表现

CT 平扫可见病变肠壁不规则增厚、管腔狭窄，增强扫描示直肠周围静脉丛扩张呈晕征，早期静脉充盈和静脉相延长，静脉实质期瘤体可见明显强化的静脉湖。腹部 X 线及 CT 检查发现静脉石是海绵状血管瘤的特征性征象，但仅 26%～50% 的患者可见静脉石（图 5-21）。

（三）MRI 表现

直肠海绵状血管瘤于 T_1WI 上呈等信号，无法与正常等信号肠壁区分，于 T_2WI 上呈显著高信号，以黏膜下层为著，信号差异明显，易与正常肠壁区分。T_2WI 上病灶信号为显著高信号，信号

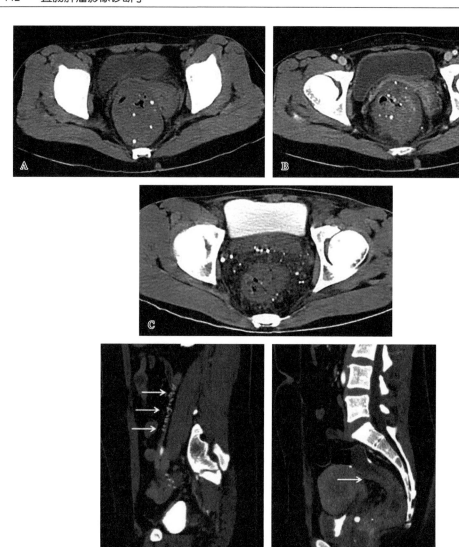

图 5-21　直肠血管瘤 CT 图像

A. 直肠壁增厚和多发钙化；B. 增强扫描轻度强化；C. 可见直肠肠系膜蛇形扩张血管；D. 迂曲血管；

E. 直肠壁增厚、周围系膜增厚及静脉石

强度类似于肝血管瘤信号强度，是直肠海绵状血管瘤特异性表现。直肠海绵状血管瘤常为弥漫性海绵状血管瘤，常侵犯肠壁全层，突破肠壁，当直肠海绵状血管瘤累及直肠系膜时，直肠系膜内可见大量迂曲条索状异常信号，在 T_1WI 及 T_2WI 上呈等信号，在 FS-T_2WI 上呈高信号。直肠系膜明显不均匀信号改变是直肠海绵状血管瘤肠外 MRI 特异性表现。增强扫描病灶均呈进行性强化（图 5-22～图 5-24）。

（四）超声内镜表现

超声下病变肠壁弥漫性增厚，直肠黏膜下及肌层有稍低回声光团并有不规则包膜，肠周大量静脉丛迂曲扩张，CDFI 显示有丰富血流信号，呈团状或片状，可见静脉石。肠镜下的腔内超声检查可通过测定无回声的血窦来确定肠壁的厚度（图 5-25，图 5-26）。

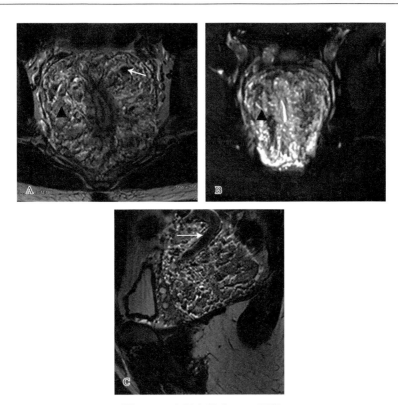

图 5-22　直肠血管瘤 MRI 图像

直肠壁增厚（A，*）及周围系膜增厚（A、B，▲），内可见流空血管（A，白箭），矢状显示扩张的肠系膜下静脉（C，白箭）

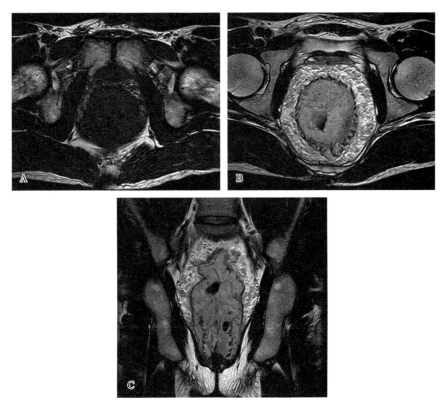

图 5-23　直肠 MRI 轴位（A、B）及冠状位（C）图像

周围脂肪间隙中有静脉丛和充血血管

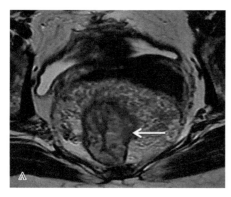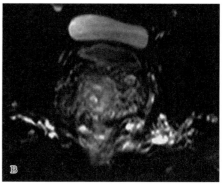

图 5-24　直肠 MRI 轴位图像

直肠壁增厚、管腔变窄（A，白箭），周围系膜增厚（B，▲）

图 5-25
彩图

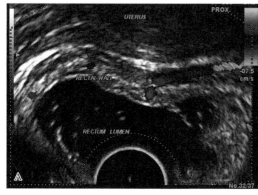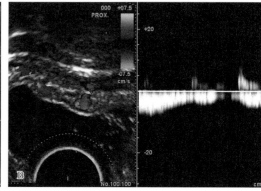

图 5-25　直肠超声图像

A.直肠前壁黏膜下血管性病变，由一个输入动脉供血；B.应用多普勒脉冲证实病变存在一个引流静脉

图 5-26B
彩图

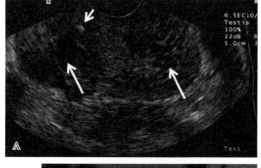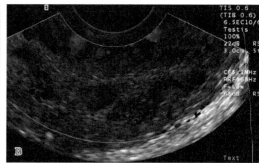

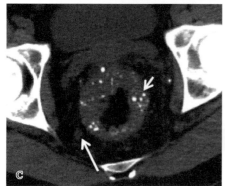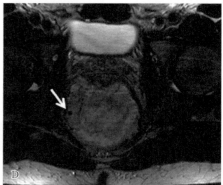

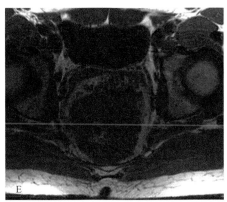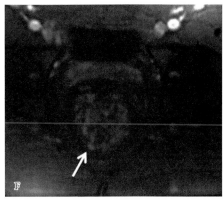

图 5-26　直肠超声、CT 及 MRI 图像

A. 灰度图像显示多个蛇形囊性结构，并可见类似静脉结石相关的高回声病灶（白箭）；B. 彩色多普勒图像显示这些病灶中可见血流信号；C. 平扫 CT 显示直肠壁增厚，多发静脉结石（短白箭），直肠周围血管充血（长白箭）；D. MRI 显示增厚肠壁内的静脉石（长白箭）E. MRI 图像直肠壁弥漫性增厚；F. 增强扫描显示直肠弥漫性蛇纹状强化（长白箭）

五、影像学诊断与鉴别诊断

直肠血管瘤具有典型的影像学表现，诊断相对容易，多种影像学检查相结合可以基本确诊。需要与以下疾病相鉴别。

（一）直肠癌

多发生于中老年人，CT 及 MRI 表现为肠壁的局限性或弥漫性增厚和腔内软组织肿块，肠腔不规则狭窄，T_1WI 呈等信号，T_2WI 多呈稍高信号，DWI 呈明显高信号，肠壁外缘光滑或呈结节状向外突出，增强扫描呈均匀或不均匀强化。

（二）痔

CT 呈软组织密度，与周围结构不易区分。T_1WI 呈稍低信号，T_2WI 呈稍高信号，多发迂曲流空血管信号，增强扫描呈明显强化。

（三）溃疡性结肠炎

溃疡性结肠炎是慢性非特异性炎症。CT、MRI 以肠壁增厚为主。非活动期表现为增厚的肠壁呈低信号，活动期表现为黏膜和黏膜下层在 T_1WI 和 T_2WI 上均为高信号，增强扫描肠壁的强化程度与炎症活动度相关。

（四）克罗恩病

克罗恩病为肠壁全层性炎症，MRI 表现为肠壁偏心性增厚，以系膜侧为主，常伴深度溃疡，可穿透肠壁，引起肠管周围的蜂窝织炎、脂肪纤维增生、炎性肿块甚至脓肿、瘘管等肠外炎性症状，伴肠系膜和腹膜后淋巴结肿大，增强扫描可均匀强化，也可分层强化，即黏膜层和浆膜层呈高信号改变，黏膜下层和肌层呈相对低信号。

六、影像学研究进展

如果在腹部 X 线片上发现广泛的盆腔静脉石（26%～50% 病例可见），则疑似直肠血管瘤，这些静脉石通常出现在中心位置，它们继发于肿瘤内的静脉血栓形成，由血管周围炎症和血流停滞引起。钡灌肠可间接提示血管瘤的存在，如直肠狭窄、黏膜不规则或息肉样病变。CT 扫描提供了准确的诊断，显示直肠壁增厚，血管膨胀和多发性壁内钙化静脉石。MRI 是直肠血管瘤的首选诊断方法。在 MRI T_2WI 图像上为典型的不均匀明显高信号，T_1WI 为等信号；在 T_2WI 图像上可见增厚的肠壁，信号强度非常高，MRI 上常可见到蛇形结构。由于这些特殊的发现，MRI 增强扫描后的多平面能力和高分辨率是术前分期的首选成像方式。它还有助于评估侵犯肛管和括约肌的程度，特别是当直肠内表面线圈可用时，直肠内超声提供了类似的信息，在显示直肠壁的分层方面与直肠内 MRI 一样有用。确诊通常通过直肠镜检查。肠镜下黏膜下静脉扩张充盈，蓝色结节样病变为典型表现。由于出血风险高，怀疑血管瘤的患者应避免活检。

第五节　脂　肪　瘤

一、概　　述

结直肠脂肪瘤起源于间质细胞，由分化良好的脂肪组织和纤维组织组成，为临床上较少见的良性肿瘤，发病率低，为 3.5%～4.4%，占消化道良性肿瘤的 4%，是仅次于增生性肿瘤和腺瘤性息肉的第三常见肿瘤。结直肠脂肪瘤最常见的部位是升结肠和盲肠，而发生在结肠其他部位和直肠的比较罕见。其病因不明，可能与炎症刺激导致结缔组织变性，组织内纤维小梁的腺管周围浸润或组织的淋巴供应和血液循环发生障碍导致脂肪沉积有关。也有人认为与肠源性脂肪代谢障碍惠普尔（Whipple）病和肠营养不良有关。

二、临床与病理

结直肠脂肪瘤无特异性临床表现，常在内镜检查或外科手术中意外发现（图 5-27），肿瘤较大时一般表现为腹痛、腹部不适、大便习惯及性状改变、间歇性血便及腹部肿块。

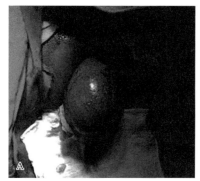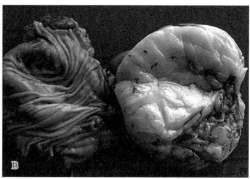

图 5-27　结直肠脂肪瘤图片

显示由肛门脱出一肿块（A），大体标本显示切除的脂肪瘤及部分肠管（B）

病理上脂肪瘤有一层薄的纤维内膜，内有纤维索纵横形成很多间隔（图 5-28）。结直肠脂肪

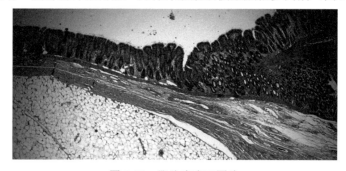

图 5-28　脂肪瘤病理图片

由成熟脂肪组织组成，被肌层黏膜包围，黏膜无异常

瘤病理类型可分为：①黏膜下型，脂肪瘤在黏膜下生长，突入肠腔内；②肌间型，脂肪瘤位于肌层间；③浆膜下型，脂肪瘤在浆膜下生长，向肠腔外突出，这一类型的脂肪瘤多无临床症状，瘤体较大者腹部可触及光滑、活动的包块；④混合型。其中黏膜下型脂肪瘤最常见，占 90% 以上。

三、影像学检查方法

直肠脂肪瘤相对罕见，一般为偶然发现，X 线检查为肿瘤本身提供的信息较少，多是一些间接征象，对评估肠狭窄程度及是否合并肠套叠有一定的价值。超声内镜、CT、MRI 是诊断直肠脂肪瘤的常规且有效的检查方法。超声内镜对于较小的肿瘤诊断价值大于 CT 及 MRI，肿瘤较大时 CT 及 MRI 是首选的检查方法，除可以直接明确诊断外，对于肿瘤周边如肠管的情况、是否合并肠套叠等有较大的诊断价值。

四、影像学表现

（一）X 线表现

X 线钡剂灌肠检查表现为边界清晰的、光滑的圆形或椭圆形充盈缺损，按压时变形。当直径＞2cm 时可有分叶、表面溃疡形成。合并肠套叠时可见右上、右下四角无空气，伴有软组织密度增加，或可观察到"新月形"征象，这是肠套叠的典型征象，是由内陷的肠的两个黏膜表面之间的气体滞留造成的（图 5-29）。

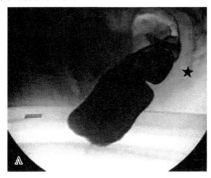
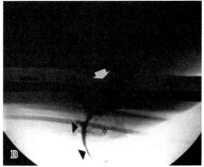

图 5-29　排便造影图像

在静息状态下，有显著的肛管-直肠下降，此时直肠内未见充盈脱出灶（A，★），排便后期，直径为 3cm 的平滑肿块已脱出肛管（B，*），一条狭窄的钡流在团块箭头前面流过（B，▶），同时可见中度直肠-直肠套叠（B，粗白箭）

（二）CT 表现

由于脂肪组织密度低（–40～–120Hu），CT 可明确诊断脂肪瘤，但仅用于大的脂肪瘤，而小的肿瘤由于假象、人为因素及部分容积效应而不能被发现。CT 扫描对＞2cm 的脂肪瘤有明显作用，CT 扫描的诊断价值受限于病变的大小和体积。CT 成像具有 71%～87% 的敏感度和高达 100% 的特异度，可以很容易地将肠套叠作为典型表现为靶征或炸面包圈征的病变进行检测。此外，如果存在足够大的病变，CT 可以确定病变是否由脂肪组织组成（图 5-30～图 5-32）。

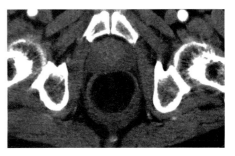

图 5-30　平扫 CT 图像

显示直肠内不均匀脂肪密度肿块

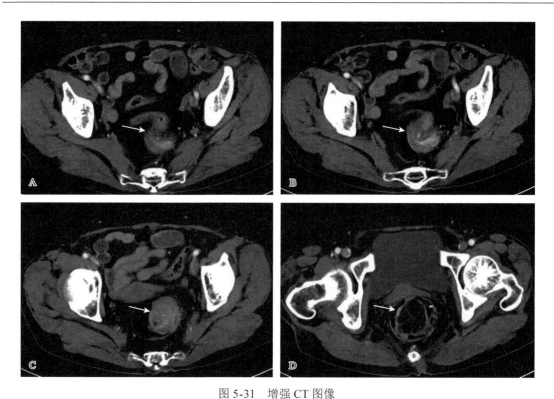

图 5-31　增强 CT 图像

A、B. 直肠内可见套叠肠管（箭头所示）；C、D. 套叠肠管内可见肿块，肿块内见脂肪密度（箭头所示）

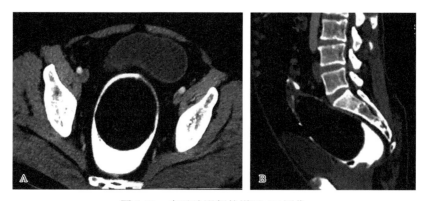

图 5-32　充盈造影剂的增强 CT 图像

A、B. 轴位及矢状位显示直肠肠腔扩张，内见脂肪样低密度腔内肿块

（三）MRI 表现

脂肪瘤由于脂肪组织在 MRI 上的特征改变，具有显著诊断价值。在 MRI 上，脂肪瘤表现为边界明确的病变，在 T_1WI 和 T_2WI 序列上表现为高信号，在脂肪抑制序列上表现为低信号。合并肠套叠时可出现信号不均，需要仔细鉴别（图 5-33）。

（四）超声内镜表现

超声是一种快速和微创的方法，直肠脂肪瘤表现为边界明确的高回声实性肿块，伴或不伴微小的血管化，表现为低回声和高回声的细条纹交替出现。

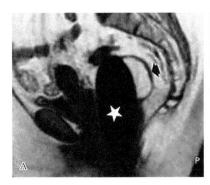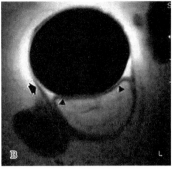

图 5-33　直肠内线圈 MRI 图像

矢状位 T_1WI 图像显示直肠内线圈的位置（A，星形），黏膜下脂肪瘤位于直肠后壁上部（A，黑粗箭），轴位 T_2WI 图像显示肿瘤和周围坐骨直肠脂肪信号特征相似，脂肪瘤内可见低信号分隔。在脂肪瘤周围发现一个低信号包膜（B，▲），与直肠壁的外肌层分离（B，黑粗箭）

　　超声内镜检查可以通过确定直肠黏膜下病变的大小、边界、均匀性和起源层来提高诊断的准确性（图 5-34）。直肠脂肪瘤表现为位于第三层的边界清晰的高回声病变，区别于平滑肌瘤、淋巴管瘤，以及种植或转移的恶性病变（图 5-35）。超声内镜检查可以明确病变是否累及肌层、浆膜层和周围血管，充分判断内镜下治疗的可行性。如累及固有肌层，甚至浆膜层，则需要手术治疗。

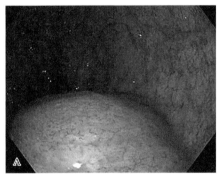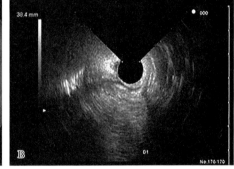

图 5-34　超声内镜图像

内镜下直肠远端黏膜下病变（A），超声内镜显示病变位于黏膜下层，呈高回声（B）

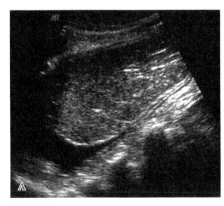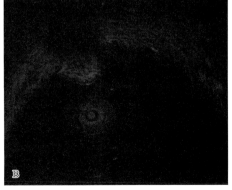

图 5-35　腹部及直肠超声图像

经腹部（A）及直肠超声（B）显示直肠腔内有清晰的高回声息肉样病变

五、影像学诊断与鉴别诊断

对于较小的病变常在做肠镜检查时发现，一般超声内镜检查即可明确诊断。对于较大的病变，CT 及 MRI 是首选检查方法，脂肪组织在 CT 及 MRI 上均有典型的表现，一般不会误诊。如怀疑合并肠套叠时，诊断时应加以注意，并与间质瘤、平滑肌瘤等肿瘤相鉴别。

六、影像学研究进展

直肠脂肪瘤不太可能是恶性的，如果活检显示为脂肪瘤，小的无症状脂肪瘤（＜2cm）应定期内镜随访。有研究表明，直肠脂肪瘤有很大的可能性从无症状状态过渡到有症状状态，这个过程可以在几年内发生。因此这些患者需要定期内镜随访，合并相关症状时应行 CT 或 MRI 检查，以排除肠套叠，因肠套叠是直肠脂肪瘤最严重的并发症。

参考文献

陈孝平, 汪建平, 赵继宗, 2018. 外科学. 第 9 版. 北京: 人民卫生出版社.

崔慧先, 李瑞锡, 2018. 局部解剖学. 第 9 版. 北京: 人民卫生出版社.

丁文龙, 刘学政, 2018. 系统解剖学. 第 9 版. 北京: 人民卫生出版社.

葛均波, 徐永健, 王辰. 2018. 内科学. 第 9 版. 北京: 人民卫生出版社.

韩建勇, 赵继先, 康金旺, 等, 2012. 结直肠脂肪瘤内镜下诊断及治疗 30 例. 中国现代药物应用, 6(7): 10-11.

黄书亮, 王晓童, 张红莺, 2021. 肛管直肠恶性黑色素瘤的临床病理特征分析. 中国肿瘤外科杂志, 13(2): 167-171.

李继承, 曾园山, 2018. 组织胚胎学. 第 9 版. 北京: 人民卫生出版社.

李月卿, 2010. 医学影像成像理论. 北京: 人民卫生出版社.

刘永宁, 廖木春, 陈佩, 等. 2018. 结直肠海绵状血管瘤一例. 海南医学, 29(7): 1032-1033.

马周鹏, 陈炳叶, 朱建忠, 2019. 直肠少见恶性肿瘤的 CT 表现. 中国中西医结合影像学杂志, 17(3): 306-309.

莫超华, 毛荣军, 谢乐, 等, 2020. 结直肠黏膜平滑肌瘤 28 例临床病理学特征. 临床与实验病理学杂志, 36(8): 969-971.

彭小银, 刘黎琴, 朱剑, 等, 2020. 原发性肛管直肠黑色素瘤 2 例影像表现与病理分析. 中国现代医生, 58(8): 158-160.

延丽雅, 陈剑, 张坤, 等, 2015. 结直肠转移肿瘤 53 例临床病理分析. 临床与实验病理学杂志, 31(4): 372-379.

杨秀娟, 罗江平, 周智洋, 2021. MRI 对直肠海绵状血管瘤的临床应用价值. 放射学实践, 36(1): 94-97.

杨正汉, 冯逢, 王霄英, 2011. 磁共振成像技术指南. 北京: 人民军医出版社.

张策, 成官迅, 李国新, 等, 2012. 健康男性直肠周围筋膜的 CT 和 MRI 影像学观察. 临床外科杂志, 20(5): 331-334.

张鹏, 曾祥宇, 陶凯雄, 2022. 2021V1 美国国家综合癌症网络胃肠间质瘤诊疗指南更新解读. 临床外科杂志, 30(1): 13-16.

张茜, 刘影, 2014. 直肠癌患者及健康人群直肠及周围解剖结构的高分辨 MRI 观察. 中华解剖与临床杂志, 19(2): 97-101.

中国临床肿瘤学会, 2021. 结直肠癌分子标志物临床检测中国专家共识. 中华胃肠外科杂志, 24(3): 191-197.

中国临床肿瘤学会结直肠癌专家委员会, 中国抗癌协会大肠癌专业委员会遗传学组, 中国医师协会结直肠肿瘤专业委员会遗传专委会, 2019. 结直肠癌及其他相关实体瘤微卫星不稳定性检测中国专家共识. 实用肿瘤杂志, 34(5): 381-389.

中国医师协会结直肠肿瘤专业委员会诊疗技术专委会, 中华医学会放射学分会腹部学组, 2021. 直肠癌 MR 扫描及结构式报告规范专家共识. 中华放射学杂志, 55(11): 1121-1127.

中华人民共和国国家卫生健康委员会, 2020. 中国结直肠癌诊疗规范 (2020 年版). 中国实用外科杂志, 40(6): 601-624.

中华医学会病理学分会消化疾病学组, 2020. 胃肠道腺瘤和良性上皮性息肉的病理诊断共识. 中华病理学杂志, 49(1): 3-11.

ARORA R, KUMAR A, BANSAL V, 2011. Giant rectal lipoma. Abdom Imaging, 36(5): 545-547.

CHI F, LAN Y, ZHOU S, 2022. Difficult defecation caused by a huge rectal leiomyoma. J Coll Physicians Surg Pak, 32(1): 135-136.

CHUA S C, ROZALLI F I, O'CONNOR S R, 2009. Imaging features of primary extranodal lymphomas. Clin Radiol, 64(6): 574-588.

FALCH C, MUELLER S, KIRSCHNIAK A, et al., 2016, Anorectal malignant melanoma: curative abdominoperineal resection: patient selection with ^{18}F-FDG-PET/CT. World J Surg Oncol, 14(1): 185.

FERNANDES J, LIBANIO D, GIESTAS S, et al., 2018. Giant symptomatic rectal lipoma resected by endoscopic submucosal dissection. Endoscopy, 50(3): E63-E64.

FONTES E V L C, SILVA N A, SANTOS L A M D, et al., 2021. Rectal metastases of breast carcinoma: a case report. Arch Iran Med, 24(2): 125-128.

GLORIA-RIVAS A M, PEREZ-CARRILLO N, O'FARRIL-ANZURES R, 2021. Treatment of rectal hemangioma through embolization. Rev Gastroenterol Mex (Engl Ed), 86(3): 305-306.

HERMOSA A R, ZORRILLA-ORTUZAR J, VALLE-HERNANDEZ E D, 2021. Diffuse cavernous hemangioma of the rectum. Cir Cir, 89(6): 818-821.

HORVAT N, CARLOS TAVARES ROCHA C, CLEMENTE OLIVEIRA B, et al., 2019. MRI of rectal cancer: tumor staging, imaging techniques, and management. Radiographics, 39(2): 367-387.

KIM H, KIM J H, LIM J S, et al., 2011. MRI findings of rectal submucosal tumors. Korean J Radiol, 12(4): 487-498.

KOO D H, RYU M H, KIM K M, et al., 2016. Asian consensus guidelines for the diagnosis and management of gastrointestinal stromal tumor. Cancer Res Treat, 48(4): 1155-1166.

LI C, TIAN Y, SHEN Y, et al., 2021. Unusual case of an exophytic leiomyoma of rectum mimicking malignancy on ^{18}F-FDG PET/CT. Clin Nucl Med, 46(1): e6-e7.

LIEBERMAN D A, REX D K, WINAWER S J, et al., 2012. Guidelines for colonoscopy surveillance after screening and polypectomy: a consensus update by the US Multi-Society Task Force on Colorectal Cancer. Gastroenterology, 143(3): 844-857.

MANABE S, BOKU Y, TAKEDA M, et al., 2019. Endoscopic submucosal dissection as excisional biopsy for anorectal malignant melanoma: a case report. World J Clin Cases, 7(13): 1652-1659.

MASTORAKI A, SCHIZAS D, NTELLA V, et al., 2021, Clinical evidence, diagnostic approach and challenging therapeutic modalities for malignant melanoma of the anorectum. ANZ J Surg, 91(3): 276-281.

MATSUHASHI N, TAKAHASHI T, ICHIKAWA K, et al., 2015. Transvaginal resection of a rectal leiomyoma: a case report. Oncol Lett, 10(6): 3785-3788.

MENEGON TASSELLI F, URRARO F, SCIAUDONE G, et al., 2021. Colonic lipoma causing bowel intussusception: an up-to-date systematic review. J Clin Med, 10(21): 5149.

MILLIRON B, MITTAL P K, CAMACHO J C, et al., 2017. Gastrointestinal stromal tumors: imaging features before and after treatment. Curr Probl Diagn Radiol, 46(1): 17-25.

NOUGARET S, REINHOLD C, MIKHAEL H W, et al., 2013. The use of MR imaging in treatment planning for patients with rectal carcinoma: have you checked the "DISTANCE". Radiology, 268(2): 330-344.

NUNEZ M O, SALINAS M S, MANCENIDO M N, et al., 2012. Rectal leiomyoma: endoscopic resection. Gastroenterol Hepatol, 35(5): 373-375.

OSAKI K, MORI Y, OZAKI Y, et al., 2017. Successful conservative management of diffuse cavernous hemangioma of the rectum. Int Cancer Conf J, 6(1): 8-10.

PANNEERSELVAM K, GOYAL S, SHIRWAIKAR THOMAS A, 2021. Ileo-colonic lymphoma: presentation, diagnosis, and management. Curr Opin Gastroenterol, 37(1): 52-58.

PONSAING L G, KISS K, LOFT A, et al., 2007. Diagnostic procedures for submucosal tumors in the gastrointestinal tract. World J Gastroenterol, 13(24): 3301-3310.

PURYSKO A S, COPPA C P, KALADY M F, et al., 2014. Benign and malignant tumors of the rectum and perirectal region. Abdom Imaging, 39(4): 824-852.

SARANOVIC D, KOVAC J D, KNEZEVIC S, et al., 2011. Invasive lobular breast cancer presenting an unusual metastatic pattern in the form of peritoneal and rectal metastases: a case report. J Breast Cancer, 14(3): 247-250.

SAUNDERS R N, PATTENDEN C, AGARAWAL P K, 2004. Heavy rectal bleeding secondary to the passage of a rectal leiomyoma per anus. Ann R Coll Surg Engl, 86(6): W44-W46.

SHARMA M, ADULQADER A, SHIFA R, 2014. Endoscopic ultrasound for cavernous hemangioma of rectum. Endosc Ultrasound, 3(1): 63-65.

SHOBEIRIAN F, MEHRNAHAD M, SOLEIMANTABAR H, 2018. Rectal lipoma as a lead point for colo-colonic intussusception. Radiol Case Rep, 13(2): 431-433.

SINGH S S, SINGH R K R, KUMAR N, et al., 2022. Isolated Rectal Metastases from Locally Advanced Carcinoma Prostate Detected by ^{18}F-PSMA-1007 PET/CT. World J Nucl Med, 21(3): 248-250.

SUNKARA T, THEN E O, CULLIFORD A, et al., 2018.Rectal leiomyoma, a rare entity. Clin Pract, 8(2): 1053.

TANAKA S, SAITOH Y, MATSUDA T, et al., 2021. Evidence-based clinical practice guidelines for management of colorectal polyps. J Gastroenterol, 56(4): 323-335.

TERAISHI F, SHIGEYASU K, KAGAWA S, et al., 2022. Anorectal leiomyoma with GLUT1 overexpression mimicking malignancy on FDG-PET/CT. J Surg Case Rep, (5): rjac101.

TURAL D, SELÇUKBIRICIK F, ERÇALI ŞKAN A, et al., 2012. Metachronous rectum metastases from gastric adenocarcinoma: a case report. Case Rep Med, 2012: 726-841.

VERNUCCIO F, TAIBBI A, PICONE D, et al., 2016. Imaging of gastrointestinal stromal tumors: from diagnosis to evaluation of therapeutic response. Anticancer Res, 36(6): 2639-2648.

VIRARKAR M, GOPIREDDY D R, MORANI A C, et al., 2022. Rectal neuroendocrine neoplasms: what the radiologists should know. Abdom Radiol (NY), 47(12): 4016-4031.

WANG H T, GAO X H, FU C G, et al., 2010. Diagnosis and treatment of diffuse cavernous hemangioma of the rectum: report of 17 cases. World J Surg, 34(10): 2477-2486.

WANG Z, HUANG Z K, Liao J Y, et, al., 2016. High-resolution MRI in observation of anatomy structure of rectum and perirectal fascia. China J Interv Imaging Ther, 13(5): 311-314.

WEI R, XU W, XIAO Y, et al., 2018. Laparoscopic segmental resection of the rectum for upper rectal intussusception caused by a giant rectal lipoma: a case report. Medicine (Baltimore), 97(39): e12272.

ZHANG C, DING Z H, LI G X, et al., 2010. Perirectal fascia and spaces: annular distribution pattern around the mesorectum. Dis Colon Rectum, 53(9): 1315-1322.

ZHANG Y, WU B, 2021. Cavernous hemangioma of the mesorectum involving the rectum: a rare case report. BMC Gastroenterol, 21(1): 378.

ZHOU Z, WANG Z, ZHANG B, et al., 2021. Comparison of ^{68}Ga-DOTANOC and ^{18}F-FDG PET-CT scans in the evaluation of primary tumors and lymph node metastasis in patients with rectal neuroendocrine tumors. Front Endocrinol (Lausanne), 12: 727327.